APERÇU

SUR LES

ÉPIZOOTIES DE L'ALGÉRIE

ET SUR

LA PRODUCTION ANIMALE

DE LA COLONIE

PAR

M. DELAMOTTE

VÉTÉRINAIRE DE L'ARTILLERIE D'ALGER
LAURÉAT ET MEMBRE CORRESPONDANT DE LA SOCIÉTÉ CENTRALE DE MÉDECINE VÉTÉRINAIRE,
MEMBRE CORRESPONDANT
DE LA SOCIÉTÉ DE MÉDECINE VÉTÉRINAIRE PRATIQUE DE PARIS,
MEMBRE TITULAIRE DE L'INSTITUT DE MÉDECINE DOSIMÉTRIQUE, DE L'ASSOCIATION FRANÇAISE
POUR L'AVANCEMENT DES SCIENCES ET DE LA SOCIÉTÉ FRANÇAISE D'HYGIÈNE,
SECRÉTAIRE GÉNÉRAL DE L'ASSOCIATION SCIENTIFIQUE ALGÉRIENNE, ETC.

ALGER

IMPRIMERIE DE L'ASSOCIATION OUVRIÈRE, P. FONTANA ET Cⁱᵉ

1882

APERÇU

SUR LES

ÉPIZOOTIES DE L'ALGÉRIE

ET SUR

LA PRODUCTION ANIMALE

DE LA COLONIE

PAR

M. DELAMOTTE

VÉTÉRINAIRE DE L'ARTILLERIE D'ALGER
LAURÉAT ET MEMBRE CORRESPONDANT DE LA SOCIÉTÉ CENTRALE DE MÉDECINE VÉTÉRINAIRE,
MEMBRE CORRESPONDANT
DE LA SOCIÉTÉ DE MÉDECINE VÉTÉRINAIRE PRATIQUE DE PARIS,
MEMBRE TITULAIRE DE L'INSTITUT DE MÉDECINE DOSIMÉTRIQUE, DE L'ASSOCIATION FRANÇAISE
POUR L'AVANCEMENT DES SCIENCES ET DE LA SOCIÉTÉ FRANÇAISE D'HYGIÈNE,
SECRÉTAIRE GÉNÉRAL DE L'ASSOCIATION SCIENTIFIQUE ALGÉRIENNE, ETC.

ALGER

IMPRIMERIE DE L'ASSOCIATION OUVRIÈRE, P. FONTANA ET Cᶦᵉ

1882

AVANT-PROPOS

Les affections épizootiques produisent continuellement, en
Algérie, chez nos animaux domestiques, des ravages tellement
considérables que c'est un devoir, pour tous ceux qui sont à
même d'étudier ces graves questions, d'appeler sur elles l'attention de tous les intéressés. Nos devanciers, les vétérinaires
civils et les vétérinaires militaires, avaient bien compris quelle
patriotique mission leur incombait vis-à-vis de notre colonie
agricole, et ils nous ont laissé de remarquables travaux qui
témoignent éloquemment de l'énergie et de la constance de
leurs efforts. Un si bel exemple ne pouvait pas nous laisser
indifférent : aussi, avons-nous essayé de suivre la voie des
investigations qui nous était tracée et avons-nous cherché à
explorer, à notre tour, quelques-unes des parties encore inconnues de ce vaste champ de la pathologie vétérinaire algérienne.

Depuis dix ans que nous parcourons la province d'Alger, nous
n'avons jamais laissé passer l'occasion de collaborer à l'œuvre
commune qu'ont entreprise nos Collègues et d'étudier minu-
tieusement toutes les maladies épizootiques qui ont sévi dans
les différentes régions que nous avons habitées. Aujourd'hui,
que nous sommes à la veille de quitter notre seconde Patrie,
pour ne plus jamais la revoir, peut-être, nous devons remettre
à nos successeurs toutes les notes, si incomplètes et si mal coor-
données qu'elles soient, que nous avons recueillies durant notre
séjour. La publication de ce travail imparfait n'a donc point d'autre prétention que de relater des faits scrupuleusement observés
et d'exposer des données, des inductions et des déductions,

plus ou moins aventurées, il est vrai, qui pourront peut-être servir de guides à ceux auxquels l'avenir réserve de venir résoudre les problèmes que nous n'avons fait qu'énoncer. Que ces champions de la science soient indulgents pour un pionnier qui aurait voulu mieux faire, mais qui, de tous ses vœux, appelle le succès sur les travaux et les études de ceux qui voudront bien redresser et terminer un édifice aussi incorrect qu'incomplet.

Voici quelles sont, dans notre colonie africaine, les affections particulières qui, par leur fréquence et par leur gravité, doivent être, croyons-nous, signalées et décrites dans ce mémoire :

APERÇU

SUR LES

ÉPIZOOTIES DE L'ALGÉRIE

ET SUR

LA PRODUCTION ANIMALE DE LA COLONIE

———

1° CHEZ LES VOLAILLES

A. Le choléra des poules. — Inutile d'en donner une description, puisqu'il est, en ce moment, l'objet de très savantes et de très curieuses communications de la part de M. Pasteur. Il nous suffira de dire que cette redoutable maladie fait très fréquemment payer d'énormes tributs à nos volailles de l'Algérie Ce terrible mal est, dans notre colonie, comme en France, l'instrument de la rapide disparition de la population des basses-cours, dont il enlève non-seulement les poules européennes, mais aussi les indigènes et principalement les dindons qui ne lui opposent aucune résistance.

B. Diarrhée verte. — La diarrhée verte, très commune chez les poules, en Algérie, est ainsi appelée parce que les malades sont atteints d'un flux considérable de matières verdâtre liquides. Cette affection, à l'endroit de laquelle on ignore encore l'étiologie et la nature, est très souvent concomitante du choléra des poules, dont elle n'est peut-être que la forme torpide ; car on sait que, dans le choléra, il y a aussi de la diarrhée verdâtre, couleur de bile. Dans les deux maladies, la crête est violette, cyanosée, mais d'une façon moins accusée sur les poules atteintes de la diarrhée verte. Un des caractères symptomatiques de la maladie en question, c'est l'arrêt complet de la digestion gastrique, de sorte que les aliments et les liquides restent dans le jabot, qui devient énorme tellement il est distendu.

La diarrhée verte est mortelle et contagieuse comme le choléra ; mais les malades traînent une huitaine de jours avant de succomber et ne sont jamais foudroyés en quelques heures comme dans le choléra typique. Tout nous porte à croire qu'on à affaire à des cas de choléra dont la marche est plus lente, soit parce que les animaux ont une résistance idiosyncrasique plus grande, soit parce qu'ils ont absorbé une quantité moindre du microbe pernicieux. Nos savants éminents qui s'occupent des affections virulentes pourront seuls nous dire si c'est le même agent qui cause le choléra des poules et la diarrhée verte.

C. Grégarinose. — Cette maladie est, aussi, très fréquente en Algérie, principalement sur les poules françaises et surtout sur les poules de Houdan et sur les cochinchinoises. Nous l'avons constatée également sur des petites poules de Cayenne, sur deux jeunes faisans, dont un a perdu un œil, et sur des tourterelles chez lesquelles les abcès grégariniques ont provoqué de l'exorbitisme. Nous ne l'avons jamais observée sur les poules kabyles ou arabes ; mais nous ne pouvons pas en conclure que ces oiseaux y soient absolument réfractaires.

On connaît les symptômes de cette maladie parasitaire et il serait donc superflu de les rappeler. Nous devons nous borner à dire qu'en Algérie, c'est presque toujours par des abcès caséeux dans le bec, dans le nez et dans l'orbite que se traduit la grégarinose. Très souvent aussi, on voit, sur la crête et sur les caroncules, des quantités considérables de véritables verrues croûteuses et saignantes, qui ont tout à fait l'air de grains de beauté lorsque le sang caillé qui les couvre a pris la couleur noire. Nous avons compté jusqu'à trente de ces verrues, plus ou moins grosses, sur des poules dont la tête était devenue d'autant plus affreuse à voir, que les yeux malades avaient disparu sous leurs paupières enflammées et sous les tumeurs qui les environnaient.

La présence du parasite avait manifestement déterminé une hypertrophie papillaire sur différents points de la crête et des caroncules.

En 1880, chez un de nos amis, nous avons été à même d'ob-

server et de soigner plus de quarante poules qui avaient toute
la tête plus ou moins couverte de ces petites tumeurs pisiformes, constamment sanguinolentes parce que les animaux ne
cessaient de se gratter avec leurs ergots. Ces poules ont été
soignées par l'eau phéniquée (acide phénique du commerce,
30 grammes ; alcool, 250 grammes ; eau, 750 grammes), et ont
parfaitement guéri après 5, 6, 8, 10 jours d'un traitement assidu, répété deux fois par jour. On enlevait la croûte de chaque
verrue, on nettoyait bien la plaie et on la badigeonnait ensuite
avec l'eau phéniquée.

Chose très étonnante, tous les yeux ont récupéré leur intégrité. Il est vrai que cette fois-ci nous n'avons pas eu à traiter
des malades atteints d'abcès dans les yeux, ou sur le globe
oculaire, abcès qui, dans ce dernier cas, déterminent toujours
des exophthalmies plus ou moins prononcées. Dans le cas
d'abcès sous-oculaire, nous avons vu constamment la mort arriver aussitôt que l'inflammation phlegmoneuse, déterminée
par les parasites, avait pénétré dans la cavité cérébrale insuffisamment séparée de la cavité orbitaire. Lors d'abcès orbitaire, l'extirpation de l'œil et le nettoyage parasiticide de l'orbite
sont formellement indiqués, si l'on veut soustraire le malade
à une mort certaine.

D. Tiques. — Une autre maladie parasitaire très fréquente sur les poules, en Algérie, c'est celle qui est déterminée
par les *Tiques* ou *Ixodes*. Ces arachnides spolient, anémient
considérablement les animaux de la basse-cour et causent une
mortalité d'au moins 10 0/0, surtout durant les mois de juillet,
d'août et de septembre.

Le meilleur remède, c'est un nettoyage, aussi parfait que possible, du poulailler, avec l'essence de térébenthine, l'eau phéniquée ou chlorurée et des badigeonnages à l'eau de chaux. Le
pétrole, additionné d'eau ou d'huile, constitue un excellent
bain insecticide dans lequel on trempe les animaux dévorés
par la vermine.

E. Rhumatismes des oies et des canards. —
Pour compléter cette pathologie ornithologique de l'Algérie, il
nous reste à emprunter à notre collègue et ami, M. Blaise, vétérinaire de la remonte de Miliana, la relation d'une affection
rhumatismale qu'il a observée sur les oies et sur les canards :
« J'ai eu, dit M. Blaise, l'occasion d'étudier, en 1873, à Batna,
et en 1874 à Biskra, une maladie qui n'a pas été décrite par les
auteurs vétérinaires ; cette affection a beaucoup d'analogie avec
le rhumatisme noueux de l'homme ; elle attaque les palmipèdes,

les oies et les canards, et ne se montre que pendant les fortes chaleurs.

On sait que les palmipèdes sont ainsi désignés parce qu'ils portent, aux pattes, des palmes, membranes fines, presque transparentes, admirablement organisées, et à travers la trame desquelles on voit s'arboriser des vaisseaux artériels et veineux. Ce tissu, riche en capillaires, peut se congestionner rapidement dès qu'une cause déterminante quelconque se fait sentir. En été, pendant les mois de juillet et d'août, le sol algérien, le sol des régions sahariennes principalement, s'échauffe au contact des ardents rayons du soleil et brûle les pattes très sensibles des animaux en question. Ces animaux, dans le but de se soustraire à la cause qui leur occasionne une souffrance intolérable, recherchent les courants d'eau et les marais ; cette eau, qui est relativement froide, détermine un arrêt brusque de la circulation, par son action incitante sur les vaso-moteurs, et refoule le sang vers les parties supérieures : les articulations se congestionnent d'abord et s'enflamment ensuite ; la synovie est sécrétée en abondance et se coagule ; alors, les jarrets, qui ont doublé et même triplé de volume, ne peuvent plus se détendre ; la marche est devenue complétement impossible. Le malheureux palmipède se trouve comme paralysé et dans l'obligation de prendre une position couchée (sternale ou latérale) ; une fièvre intense s'allume en lui ; les caroncules réflétent d'abord une teinte rouge foncée, puis se flétrissent ; la langue et la muqueuse buccale se dessèchent ; les bruits du cœur deviennent tumultueux et retentissants ; une diarrhée profuse, verdâtre, complète tous ces symptômes. La mort survient généralement au bout de trois ou quatre jours.

» J'ai essayé, dit M. Blaise, contre le rhumatisme noueux, un assez grand nombre de médications. La saignée m'a parfaitement réussi au début ; cette saignée se fait aux palmes. Les cataplasmes émollients m'ont donné d'excellents résultats. Inutile de dire qu'un régime laxatif est de rigueur. Cherchant à appliquer ce vieil adage « mieux vaut prévenir que d'avoir à guérir » je n'ai eu qu'à m'en féliciter : pour arriver à mon but, j'ai pratiqué l'enlèvement des palmes et j'ai pu sûrement prévenir le mouvement fluxionnaire occasionné par l'action de l'eau froide sur une membrane riche en vaisseaux sanguins et congestionnée par la marche sur un sol brûlant. J'ai extirpé, sur plus de cent jeunes canards et oies, au moyen de deux coups de ciseaux, les membranes palmaires. J'ai transformé ces palmipèdes en gallinacés ; en opérant ainsi, j'ai complétement changé la façon de vivre de mes jeunes élèves et, grâce au procédé employé, aucun d'eux n'a été atteint de la maladie que je viens de signaler. »

2° CHEZ LES CHIENS

A. — Polypes des organes génitaux. — Nous avons à signaler, chez le chien, la fréquence très grande de végétations polypiformes, d'apparence cancéreuse (*sarcôme encéphaloide*), sur le pénis, à la face interne du fourreau et dans le vagin, jusqu'au col utérin. Il n'y a point de semaine que nous n'opérions un de ces malades, qui guérissent, du reste, assez facilement ; même ceux auxquels on enlève des végétations d'un poids total de 200 grammes et plus, lorsque les ganglions inguinaux sont envahis aussi par le processus morbide.

B. — Affections parasitaires. — Les autres affections dignes d'une mention, sont toutes de nature parasitaire. On constate, chez les chiens de l'Algérie, une véritable endémicité du *tænia serrata*, que les animaux contractent en mangeant des foies et des poumons de moutons remplis très souvent d'échinocoques.

Les affections parasitaires cutanées sont très fréquentes et l'on rencontre quantité de chiens affectés de gale à *sarcopte* ou à *demodex*. Une autre affection dermique parasitaire très grave, car elle est presque toujours incurable, c'est une sorte d'herpès, une véritable pelade dont nous possédons en ce moment un spécimen sur un malheureux animal condamné à succomber aux atteintes d'un cryptogame que nous croyons être un tricophyton et qui a complètement envahi le revêtement tégumentaire. Cette maladie cutanée a débuté sur les paupières et autour des yeux par des dépilations et une production furfuracée, sans la moindre trace d'inflammation. Aujourd'hui, toute la surface du corps est attaquée et, par l'amaigrissement considérable de l'animal, (amaigrissement qui commence toujours par la tête, où il est excessivement prononcé), il est aisé de prévoir l'issue du mal ; car la maladie tue toujours par épuisement, mais assez lentement. Nous avons cherché et fait chercher le parasite : nos trouvailles ne sont pas, malheureusement, assez brillantes pour que nous puissions en parler.

En voyant une affection cutanée, aussi peu grave en apparence, rendre les animaux aussi étiques, nous nous sommes demandé si elle n'était pas la simple conséquence d'une maladie interne, d'une altération fonctionnelle quelconque déterminant de la dystrophie dans l'appareil tégumentaire. N'ayant trouvé aucune lésion organique, nous avons cherché s'il n'y avait pas du diabète ou de l'albuminurie : nos recherches sont, jusqu'à ce jour, restées vaines.

Nous avons fait une tentative de transmission en plaçant un chien indemne à côté d'un malade et nous n'avons pas encore obtenu de résultat.

Cette maladie réclame nne étude plus approfondie ; car elle est assez commune en Algérie pour causer beaucoup d'ennuis aux amateurs de chiens.

———

3° CHEZ LES CHÈVRES

A. Bou-Frida. — Ce mot veut dire, en arabe, *père du mauvais* et *maladie de l'isolé* parce que, dès qu'il est atteint, le malade se met à l'écart du troupeau. La maladie ainsi désignée par les indigènes est très meurtrière ; car elle enlève souvent plus de la moitié des effectifs, l'hiver, dans les montagnes du Djurdjura et sur les Hauts-Plateaux. En 1873, nous avons eu à observer une épizootie de Bou-Frida qui a tué plus de 6,000 chèvres du territoire de Dra-el-Mizan, dans les tribus situées sur les plus hauts contreforts de l'Atlas.

Les lésions du Bou-Frida ressemblent beaucoup à celles de la pleuropneumonie des bêtes bovines ; mais la maladie des chèvres n'est nullement contagieuse. Si elle fait un aussi grand nombre de victimes, c'est uniquement parce que tous les animaux sont exposés aux mêmes influences météorologiques et climatériques : aucune précaution n'est prise pour soustraire les malheureuses bêtes à l'action nocive du froid, de la pluie et de la neige. Le Bou-Frida n'existe, du reste, que dans les régions où l'hiver est réellement rigoureux et où les animaux restent, jour et nuit, abandonnés aux intempéries atmosphériques.

Cette maladie des chèvres a été trop bien décrite par M. Thomas, vétérinaire en premier, pour qu'il nous soit nécessaire d'en donner une nouvelle relation. Nous ne pourrions, du reste, qu'exhiber des emprunts faits à la très remarquable étude de notre savant et très distingué collègue, étude qui a été, ainsi qu'elle le méritait, publiée par le Gouvernement général de l'Algérie.

B. Alopécie cachectique et phthiriase. — Dans un grand nombre de tribus, et principalement dans celles qui

sont le plus mal partagées au double point de vue de l'abondance et de la qualité des pâturages, on trouve les chèvres
presque complètement dépilées, très maigres et couvertes de
poux. Cette phthiriase se complique presque constamment de
pityriasis, d'une inflammation chronique superficielle du derme
avec desquamation furfuracée permanente, comme dans la
pelade de l'homme.

À l'autopsie, on rencontre toutes les lésions caractéristiques
de l'anémie la plus profonde.

C. Avortements épizootiques. — On constate,
parfois, sur toutes ou presque toutes les chèvres d'un troupeau,
des avortements que nous avons toujours cru pouvoir attribuer
à la mauvaise qualité et surtout à l'insuffisance de la nourriture : jamais nous n'avons trouvé, dans les pâturages, ni sa-
bine, ni rue, ni armoise absinthe, ni aucune autre plante abor-
tive. Sur les bêtes qui n'ont à brouter que les feuilles des brous-
sailles, en été ou en hiver, ces accidents sont assez fréquents.

4° MOUTONS

A. Cachexie. — Une seule affection épizootique cause
sur les moutons algériens, des ravages sérieux, c'est l'*anémie*
ou la *cachexie*, qui est déterminée par l'insuffisance, en qualité et en quantité, et quelquefois même par la pénurie complète
des pâturages. Pour donner une idée des pertes causées par la
disette de fourrages, nous rapporterons que, pendant l'été de
1879, 176,000 moutons sont morts de faim dans le cercle de
Téniet-el-Haâd. Les pâturages, déjà très insuffisants pour les
troupeaux des tribus sédentaires, avaient été envahis par les
animaux des nomades du Sud.

B. Clavelée. — La vérité nous oblige à dire que la clavelée existe en Algérie ; mais elle est très rare dans la province
d'Alger. C'est dans les deux autres provinces que cette maladie
exerce assez fréquemment des ravages. Pendant les mois de
mars et d'avril de cette année (1881), M. Brémond, vétérinaire
à Oran, a observé la clavelée sur un très grand nombre de
moutons de la plaine de l'Oued-Riou, et M. Beudot, de St-Denis-
du-Sig, a rendu compte que les moutons de la ferme de l'Union

étaient atteints par cette maladie. La clavelée se montre très bénigne sur les moutons indigènes, tandis qu'elle éprouve durement les animaux français et surtout les anglais. En 1870, les moutons européens de la ferme d'Aïn-el-Bey (Constantine) ont été décimés. La gravité du mal dépend donc de la constitution des animaux.

C. Bronchite et pneumonie vermineuses. — Les affections pulmonaires déterminées par la présence d'une multitude d'helminthes (des *strongles filaires* ou des *strongles micrures*) dans les bronches, sont assez communes sur les moutons de certaines localités marécageuses, et tuent une grande quantité d'animaux. L'année dernière encore, M. Ferrier, de Constantine, signalait l'existence de cette épizootie dans plusieurs endroits. Le praticien obtient de très bons résultats avec les fumigations de goudron et celles de térébenthine.

D. Piétin. — Le piétin existe aussi sur les moutons de l'Algérie. Au mois d'avril dernier, M. Beudot, de St-Denis-du-Sig, signalait cette affection sur les moutons de la plaine de l'Habra.

5° PORCS

Il n'y a, en Algérie, aucune maladie épizootique particulière à signaler chez les animaux de l'espèce porcine. Pour notre compte, nous n'avons jamais eu à observer ni *diphthérie*, ni *pneumo-entérite infectieuse*, ni même de *ladrerie*; car, dans les abattoirs que nous avons été chargé d'inspecter, nous n'avons jamais trouvé de *cysticercus cellulosæ* infestant la viande de porc. Le tœnia solium se remarque, du reste, assez rarement, en Algérie, où il n'est apporté que par les lards étrangers : sur 4 cas de tœnia chez l'homme, il y en a 3 de tœnia inerme et 1 de tœnia solium.

Fièvres paludéennes. — Il n'est pas inutile de mentionner ici que les jeunes porcs, surtout ceux de race anglaise, lorsqu'ils sont conduits sur les marécages, au moment où règne, avec intensité, l'influence miasmatique, peuvent très-bien contracter la fièvre palustre rémittente, qui se complique le plus souvent d'hépatite et ne guérit que par l'emploi du sulfate de quinine. Les intéressantes observations que M. Thomas, vétérinaire en 1", a publiées dans le *Journal de médecine et de pharmacie de l'Algérie* (novembre et décembre 1877) ne laissent aucun doute à ce sujet.

6° BŒUFS

A. Charbon symptomatique. — Le charbon à tumeurs est assez fréquent en Algérie, au printemps et à l'automne ; il tue annuellement 8 à 10,000 animaux, aussi bien ceux de la race indigène que ceux des races européennes. MM. Chauveau, Arloing, Cornevin et Toussaint trouveraient là un beau champ de recherches et d'expériences pour étudier le microbe du charbon symptomatique, microbe que MM. Arloing et Cornevin nous ont appris à distinguer de la bactéridie du *sang-de-rate*, de la *fièvre charbonneuse*.

Quant à cette *fièvre charbonneuse*, à la *fièvre bactéridienne*, nous ne l'avons jamais observée ; mais quelques-uns de nos collègues, MM. Beudot de Saint-Denis-du-Sig, Claude de Blidah, Henry de Médéah et Pader de Mascara, affirment avoir constaté, sur des cadavres de bœufs et de moutons, les caractères microscopiques et macroscopiques du sang-de-rate.

Pendant les mois de mars et d'avril de cette année, un assez grand nombre de bœufs et deux chevaux (le tout représentant une valeur de 7 à 8,000 fr.) sont morts du sang-de-rate au pénitencier de Berrouaghia, où notre collègue M. Henry a été appelé pour étudier la maladie. Deux prisonniers, qui ont dépecé la première bête morte, ont contracté la pustule maligne : l'un a succombé, et l'autre, quoique très malade, donnait cependant quelque espoir de guérison, lorsque le rapport sur l'épizootie en question a été rédigé et expédié au Gouvernement général, où nous en avons pris communication (1).

Chose curieuse, il n'est pas mort un seul mouton de la ferme, bien que les moutons algériens n'aient pas une résistance encore aussi grande à la bactéridie du sang-de-rate, que les

---

(1) Le capitaine G........ du 4° chasseurs d'Afrique, en retraite à Alger, a été piqué au cou, par une mouche charbonneuse, au mois d'août 1881, sur le marché de la Maison-Carrée, et a succombé en quelques jours, à la pustule maligne ; ce fait s'ajoute donc aux autres pour démontrer, d'une façon irrécusable, l'existence de la bactéridie du sang-de-rate dans notre colonie algérienne.

bœufs indigènes ; dans les expériences d'inoculation, que nous avons vu faire à M. Chauveau, il est mort plusieurs moutons sur une quarantaine d'inoculés et pas un seul bœuf, sur une vingtaine qui avaient été mis à l'épreuve du charbon.

Les moutons de l'Algérie ne sont pas non plus absolument réfractaires au sang-de-rate dit spontané, puisqu'en 1879, M. Beudot en a vu, dans un même troupeau, 79 succomber à cette redoutable maladie.

Le rapport ne dit pas s'il est mort des chèvres, animaux qui succombent rapidement aux piqûres charbonneuses.

Alors qu'on ne distinguait pas encore le charbon symptomatique du sang-de-rate, il a été signalé aussi, en Algérie, des cas de fièvre charbonneuse chez le cheval.

Quoi qu'il en soit, les observations de nos quatre confrères établissent péremptoirement que la bactéridie du sang-de-rate existe en Algérie, et si elle y cause moins de désastres qu'en Europe, c'est parce que les animaux lui opposent une résistance idiosyncrasique plus grande que celle dont jouissent les bœufs et les moutons européens.

B. Echinocoques. — En Algérie, les malheureux phtisiques et les autres malades, qui sont soumis au régime de la viande crue ou de la viande saignante, sont très-souvent atteints par le tœnia médiocanellé, par le tœnia inerme, dont le scolex est ingéré avec la chair de bœuf. Le foie, les poumons et les muscles des bœufs recèlent très-fréquemment de nombreux kystes hydatiques qui ne sont autre chose que des proscolex, des échinocoques, dans lesquels se développent des scolex, des têtes de tœnia, comme on le sait.

C. Fièvre aphtheuse. — La cocotte règne aussi très fréquemment en Algérie et presque toujours d'une façon générale, ce qui montre la très grande subtilité de son virus. Elle est cependant assez bénigne, aussi bien sur les bœufs européens que sur les bœufs indigènes, lorsqu'ils sont pansés dès la période de début, et, dans ce cas, nous n'avons eu qu'exceptionnellement à constater des accidents arthritiques aux pieds ; il en est de même pour la mortalité, qui est excessivement rare dans les troupeaux bien soignés. Nous n'avons vu succomber que des jeunes porcelets, que la privation du lait de leurs mères malades faisait tout autant souffrir que la fièvre d'incubation et celle d'éruption de la cocotte. L'incapacité de travail, l'amaigrissement et la diminution plus ou moins complète du lait, qu'amène la fièvre aphtheuse, causent néanmoins, en Algérie, comme en France un préjudice assez considérable aux cultivateurs pour qu'il y ait lieu d'encourager les essais d'inoculation du virus aphtheux, sur les régions (cou, ventre, queue,) qui peuvent le recevofr impunément, — si cette vaccination a réellement les propriétés dérivatives-exonératrices qu'on peut lui supposer. Espérons qu'on parviendra aussi à atténuer suffisamment ce virus pour le transformer en son propre *vaccin*, comme MM. Pasteur, Arloing, Cornevin, Thomas, Toussaint et Willems l'ont fait déjà avec les microbes du choléra des poules, du charbon symptomatique, du sang-de-rate et de la pleuropneumonie contagieuse.

(Pleuropneumonie contagieuse et phtisie calcaire. — Nous croyons devoir rapporter ici, dans une parenthèse, que la pleuropneumonie contagieuse, qui n'existait pas encore en Algérie, que nous le sachions du moins, jusqu'à ces derniers temps, vient d'être constatée, au mois d'avril 1881, par M. Beudot, vétérinaire à Saint-Denis-du-Sig (province d'Oran), sur les bœufs de la ferme du Khrouf. M. Beudot ne dit pas comment cette épouvantable maladie de l'espèce bovine a fait son invasion ; si elle ne se manifeste encore que sur des bêtes européennes récemment importées; ou si elle a atteint déjà les animaux indigènes, qui ne sont sans doute pas réfractaires à cette affection éminemment contagieuse.

Cette question d'immunité pathologique nous amène à signaler un fait des plus importants, à plusieurs points de vue : c'est *l'absence complète de phtisie calcaire chez les bœufs indigènes de l'Algérie : jamais nos Collègues, ni nous, n'avons rencontré de néoplasmes tuberculeux chez les bœufs arabes.* Est-ce à dire que ces animaux seraient absolument réfractaires à la contagion ? Pas plus que pour la pleuropneumonie contagieuse, rien ne nous autorise à croire à une si remarquable et si précieuse immunité. Il serait néanmoins très curieux de voir des expériences se faire à ce sujet sur nos bêtes à cornes indigènes, expédiées, pour cela, en France, dans les endroits infectés. Afin d'éviter toutes causes d'erreurs et toute espèce de prise à la critique, nos expérimentateurs, qui font des recherches sur la transmissibilité de la tuberculose des bœufs, devraient prendre exclusivement des bêtes arabes, parce que celles-ci naissent incontestablemement sans aucune prédisposition à la phtisie, et sans recéler le moindre germe de cette abominable maladie)

D. — Fièvre palustre pernicieuse des bœuf européens importés en Algérie. — Depuis que nos colons cherchent à remplacer la détestable race des bœufs indigènes par des bœufs européens, on a constamment remarqué que l'acclimatement de ces derniers animaux est des plus chanceux et par conséquent des plus onéreux Aujourd'hui, beaucoup d'agriculteurs affirment même que les races bovines européennes ne peuvent pas vivre en Algérie : et, à l'appui de leur opinion, ils citent des séries interminables de désastres qu'ils ont éprouvés ou qu'ils ont observés chez leurs voisins et chez leurs amis. Faire à présent de nouvelles tentatives serait pour ces sinistrés, poursuivre une idée chimérique qui conduirait sûrement à la ruine.

Voyons quelle est la cause principale de l'impossibilité de cet acclimatement et s'il est absolument impossible d'éviter cette cause.

En dehors de l'action plus ou moins morbide des fortes chaleurs de l'été, du siroco, de la pauvreté des pâturages pendant le temps assez long que dure la sécheresse, de la pénurie des fourrages, de la mauvaise qualité des eaux dans un grand nombre d'endroits, etc..., il est une cause pathogénique qui se montre de beaucoup plus fréquente que les autres et qui inflige les plus grosses pertes aux agriculteurs ; cette cause, que nous tenons à dénoncer formellement ici, c'est le miasme palustre, le miasme fébrigène d'un grand nombre de pâturages plus ou moins marécageux. Nous croyons que la maladie qui enlève si souvent nos bœufs européens de récente importation, et qui tue quelquefois aussi des bœufs acclimatés, des bœufs croisés et même des bœufs indigènes (cette maladie n'est point le privilége exclusif des bœufs non acclimatés), nous croyons, disons-nous, que cette maladie c'est la *fièvre palustre*. Cette fièvre est le plus grand obstacle à l'acclimatement des bœufs aussi bien qu'à celui de l'homme.

Comme nous sommes, que nous sachions du moins, le premier qui accusons le paludisme d'être le principal auteur des enzooties bovines algériennes, nous allons être obligé d'exposer un peu longuement toutes les raisons qui motivent notre dénonciation.

Depuis dix ans que nous sommes en Algérie, nous avons toujours étudié avec beaucoup d'intérêt tout ce qui constitue la pathologie vétérinaire de la colonie et nous pouvons déclarer que ce qui a le plus appelé notre attention, après la *lymphangite farcinoïde des chevaux et des mulets*, c'est l'apparition fréquente, chez les bœufs, d'une affection enzootique ayant la modalité pathologique des fièvres typhiques ou septiques les plus graves, et s'attaquant plus particulièrement aux bœufs européens nouvellement arrivés, plutôt qu'à leurs congénères acclimatés et aux indigènes, et cela dans les époques de l'année où l'atmosphère des marais devient le plus délétère pour l'homme. Comme chez l'homme, en effet, la fièvre pernicieuse que nous signalous se développe chez les bœufs sous l'influence de principes morbifiques engendrés dans les marécages. Ces marécages ne doivent probablement pas être dangereux toute l'année ; mais comme la moindre influence météorologique ou climatologique peut amener une réviviscence des microbes malfaisants, une éclosion de leurs corpuscules germes (qui offrent une très grande résistance à tous les agents destructeurs et qui sont toujours prêts à renouveler les manifestations du fléau), il faut considérer les marais qui recèlent ces agents morbigènes comme étant constamment pernicieux. Plusieurs agriculteurs, et M. Arlès-Dufour entre autres, nous ont affirmé qu'à n'importe quelle époque de l'année, s'ils envoyaient leurs bœufs français aux pâturages, ils étaient certains d'en voir un plus ou moins grand nombre succomber. Beaucoup de colons ont remarqué aussi, maintes fois, que les irrigations favorisaient considérablement le développement de la maladie. Cette action funeste des irrigations (qui amènent les fermentations) est fort probable et d'autant plus déplorable qu'il n'y a de pâturages riches en Algérie que sur les terrains qu'on peut arroser ; sur les autres, la végétation est précaire et de courte durée.

Nous avons fait de très nombreuses autopsies, seul ou avec nos collègues, le regretté Bellon, MM. Bonzom, Camoin, Claude, Graindorge et Pons. Nous avons trouvé quelquefois du charbon à tumeurs, parfois de la vraie jaunisse ; mais, le plus souvent, nous n'hésitons pas à le confesser, nous n'avons rien découvert de significatif à l'examen nécropsique, malgré toute la minutie avec laquelle nous y avons procédé : les cadavres étaient absolument muets pour nos yeux nus ou armés du microscope.

Nous avons cru d'abord à une intoxication putride causée par l'ingestion des eaux croupissantes, des fourrages vaseux ou des fourrages rouillés ; cependant, comme il nous semble avoir vu quelquefois la maladie se développer chez des bœufs soustraits à ces causes et ne point apparaître, au contraire, sur des animaux qui y étaient soumis, il nous a fallu incriminer aussi le miasme palustre, miasme que les animaux respireraient en pacageant sur les marais. Mais ce qu'il y a de certain, et ce que nous tenons à dire tout de suite, c'est que si les animaux sont maintenus en stabulation permanente dans une étable très voisine du pâturage malfaisant, et s'ils sont nourris avec les fourrages coupés sur le pâturage et plus ou moins imprégnés, sans doute, du miasme dissous dans la rosée ou dans

’eau de pluie qui recouvrent assez souvent ces fourrages, la maladie ne se manifeste pas : serait-ce parce que le miasme ne peut s’y trouver, comme sur le marais, avec un degré de concentration assez fort ou en assez grande proportion ?

Nous ne saurions affirmer d’une façon absolue, puisque nous n’avons pu le saisir, qu’il s’agit d’un miasme répandu dans l’air, de celui qui produit la fièvre périodique chez l’homme, ou bien d’un gaz toxique quelconque émanant d’un sol bourbeux ; ou bien encore d’un agent putride que les animaux ingèreraient en mangeant certains fourrages ou en buvant des eaux stagnantes des marécages. Nous ne savons pas au juste, si, en un mot, on a affaire à un agent pénétrant par l’appareil respiratoire ou par l’appareil digestif. Entre l’agent palustre et l’agent putride, si ce n’est pas tout un, il n’y a certainement pas une très-grande différence pour qu’on ne puisse, aujourd’hui du moins, les confondre dans l’accusation ; mais il n’y a évidemment que les examens microscopiques, les cultures du microbe et les expériences de détermination artificielle de la maladie qui pourront nous fixer sur ce point, excessivement important, concernant l’étiologie et la nature du mal. Il reste donc à rechercher et à déterminer la véritable cause de l’entité morbide dont nous allons donner une relation. Cette difficile question de pathogénie reste, hâtons-nous de le dire, tout entière à l’étude. Mais, en tout cas, qu’il soit palustre ou putride, le facteur morbigène dont il s’agit, ce *quid ignotum*, n’en possède pas moins une puissance meurtrière terrifiante, attendu qu’il est capable de foudroyer les animaux ou de les enlever très rapidement.

Afin de donner plus facilement une idée complète de la fièvre palustre, surtout sur les bœufs européens récemment importés en Algérie, nous croyons devoir rapporter tout d’abord la dernière enzootie que nous avons eu à observer et que nous avons étudiée avec une minutie toute particulière pour pouvoir être autorisé à publier le résultat de nos observations.

Un de nos amis, propriétaire d’une très grande et très belle ferme dans la plaine de la Mitidja, a fait venir, l’automne dernier (1880), d’Albertville (Savoie), dix vaches pleines, de race tarentaise. Ces vaches, débarquées à Alger le 21 octobre, sont parties le lendemain pour la dite ferme, où elles sont arrivées dans l’après-midi et mises immédiatement dans un pâturage brûlé par les chaleurs de l’été, ne contenant que quelques chaumes grossiers, une petite herbe maigre que les premières pluies avaient fait sortir de terre, et du fourrage sec et rouillé qui bordait les petits canaux d’irrigation. Trente-six heures après leur arrivée à la ferme, deux de ces vaches retournent à Alger, chez une personne qui les tient constamment à l’étable et leur donne une nourriture complétement différente de celle distribuée aux bêtes restées à la ferme.

Le 11 novembre, 20 jours après le débarquement, 19 jours
après que les animaux sont arrivés à la ferme, nous sommes
appelé pour voir une des vaches, qui est très malade. Nous
trouvons, à première vue, tous les symptômes d'une fièvre vitulaire, avec paralysie du train de derrière ; mais nous hésitons à porter ce diagnostic pour la raison bien simple que la
bête n'a pas mis bas, et que nous ne sachions pas que la septicémie puerpérale puisse devancer le part, lorsqu'il n'y a ni
mort du fœtus, ni putréfaction du contenu utérin.

Voici quels étaient ces symptômes qui simulaient la fièvre
vitulaire :

Coma profond, facies anxieux, plainte continue, battements
du cœur tumultueux, pouls veineux, respiration très précipitée,
température rectale 42°, 3 ; parésie, sinon, paralysie de l'arrière-train, ou du moins faiblesse excessive, puisque l'animal
reste assis sur le derrière, malgré tous les efforts qu'on emploie pour le faire tenir debout.

Cette bête est au troisième jour de la maladie et meurt quelques heures après notre arrivée, laissant absolument infructueux un traitement très énergique dont nous parlerons plus
loin. Nous procédons immédiatement à l'autopsie. Tous les
organes sont soigneusement examinés et nous ne remarquons
de notable qu'un sang manifestement décomposé physiquement : le liquide hématique est couleur lie de vin ou jus de
mûre. Nous trouvons ensuite beaucoup de bile, d'un vert brunâtre, dans le duodénum et les premières portions du jéjunum;
puis c'est tout.

Le fœtus, presque à terme, n'est nullement décomposé ; ses
enveloppes ne présentent pas, non plus, la moindre altération.
Rien n'éclaire donc le diagnostic.

Dans le but de chercher la cause et la nature de cette maladie, nous visitons la prairie où notre attention n'est attirée que par le fourrage rouillé dont nous avons parlé tout à
l'heure ; mais nous savions, depuis longtemps, que le milieu
dans lequel nous nous trouvions est un des foyers les plus redoutables de l'impaludisme ; car les habitants sont tous plus
ou moins affectés de la fièvre maremmatique.

Nous examinons le sang au microscope (microscope Nachet,
oculaire 3, objectif 7, à immersion ; grossissement 1,100) et
nous n'y découvrons rien d'anormal. Nous faisons des inoculations à un agneau et à deux lapins qui, tous les trois, ne cessent pas un seul instant de se bien porter. Enfin, nous envoyons du sang à M. Toussaint qui n'a pu, malheureusement,

l'examiner dans un état assez frais pour y découvrir le mystère que les spécialistes seuls pourraient nous révéler, s'il leur était possible de faire leurs études sur place. Nous avons expédié, également, du fourrage rouillé à M. Toussaint ; mais pas en assez grande proportion pour faire des expériences. M. Magne nous ayant, du reste, péremptoirement démontré que les pailles couvertes d'*uredo rubigo* étaient absolument inoffensives, si le fourrage de la ferme était malfaisant, ce ne serait certainement pas par le cryptogame en question. Il faudrait chercher s'il n'y a pas un autre agent.

Le 13 novembre, une deuxième vache meurt à la ferme après avoir présenté les mêmes symptômes et le même mutisme nécropsique que la première.

Le même jour, une des deux vaches revenues à Alger est soumise à l'examen de M. Bonzom qui la voit mourir rapidement d'une maladie que notre collègue croit être la fièvre vitulaire, car la malade venait d'avorter. Nous avons dit que cette vache avait quitté la ferme le 24 octobre au matin, le surlendemain de son arrivée. On peut donc conclure de ce fait qu'il a suffi de 36 heures de séjour sur le pâturage pour que l'intoxication palustre se produisît et fût mortelle. L'incubation, ayant duré depuis le 24 octobre jusqu'au 12 novembre, a donc été de 19 jours, temps pendant lequel la vache en question présentait toutes les apparences d'une santé parfaite. Ce fait très important, concernant l'incubation, ne devra pas être oublié par par ceux qui se livreront à la recherche des causes du mal. Quel que soit l'élément auquel on soustraira les animaux, quand on voudra procéder par voie d'élimination, il ne faudra pas trop se hâter de conclure de son innocuité, si la maladie continue de se manifester, puisque l'effet peut ne se produire qu'à 25 jours d'échéance. Qu'on accuse le milieu, l'air, la nourriture ou l'eau, il faudra tenir compte de la possibilité d'une longue incubation si l'on veut éviter de graves méprises sur l'influence nocive de tel ou tel agent.

Le 14 novembre, une quatrième vache, pleine de huit mois, qui a perdu beaucoup de son appétit depuis deux jours, est maintenant très malade. Mêmes symptômes pyrexiques que chez les précédentes · plainte continue, respiration anxieuse et saccadée, température 40°,5, paralysie de l'arrière-train. Sur cette vache, nous trouvons de particulièrement notable une muqueuse vaginale plaquée de taches acajou sur un fond jaunâtre, comme dans le typhus ; mais nous ne pouvons croire à l'existence de cette maladie, puisqu'il n'y a ni salivation ni diarrhée et que, chez les bêtes qui ont succombé, les intestins étaient intacts. A l'autopsie de cette quatrième vache, nous remarquons, comme dans les autres cadavres, beaucoup de bile verdâtre remplissant les premières anses de l'intestin grêle. Sur cette bête, le sang est très clair et d'une couleur rouge brique, un peu jus de pruneau. La vessie est considérablement dilatée par de l'urine normale. En dehors de la muqueuse vaginale, nous n'observons de taches pétéchiales que sur le cœur.

Sur les cinq autres vaches tarentaises de la ferme, trois ont subi le même sort que les précédentes, et la deuxième d'Alger est morte également, 24 jours après avoir quitté le pâturage incriminé, bien que, comme sa compagne, elle n'y ait séjourné que 36 heures. Il y a eu, probablement aussi, une longue incubation sur les autres vaches, et cela malgré qu'elles aient absorbé l'agent nosogène tous les jours, attendu que la maladie ne s'est manifestée qu'à partir du vingtième, du vingt-cinquième et du trentième jour de séjour dans la ferme.

Le 17 novembre, un deuxième convoi de 20 tarentaises pleines et un taureau, venant aussi d'Albertville, débarquent à Alger, où nous essayons de les retenir dans une propriété que possède notre ami. Elles y restent 5 à 6 jours et, pendant ce temps, elles sont toutes examinées très attentivement chaque matin. Aucune ne présente le plus petit indice de maladie. Pour des raisons économiques faciles à comprendre, les vaches sont, malgré nos instances et nos fatales prédictions, emmenées à la ferme et, qui plus est, sur le pernicieux pâturage. Deux seulement des bêtes de ce convoi restent à Alger, pour remplacer les deux mortes chez la personne dont nous avons parlé précédemment.

Le 20 novembre, 6 belles vaches hollandaises, pleines aussi, arrivent à Alger et sont, le lendemain, conduites au pâturage de la ferme en question, à l'exception de deux qui restent à Alger chez la personne déjà citée.

A partir du 23 décembre, c'est-à-dire du trente-sixième jour après l'arrivée des deuxièmes tarentaises et du vingt-quatrième jour après l'arrivée des hollandaises, la maladie fait rage dans le troupeau, commençant d'abord par les tarentaises, puis s'attaquant ensuite indistinctement aux bêtes de l'une et de l'autre race. Depuis le jour de cette deuxième invasion jusqu'au 19 janvier, c'est-à-dire en moins d'un mois, 18 vaches sont emportées par cette terrible et mystérieuse maladie.

Aucun malade, traité ou non, n'a pu guérir. Le taureau a résisté plus longtemps ; il n'est mort que dans le courant de février. Le malheureux animal, que le propriétaire croyait indemne, *à cause de son sexe*, a été, malgré nos recommandations, constamment envoyé sur le pâturage empesté et a fini par y trouver la mort. La cause d'un aussi gros chiffre de

pertes est, nous devons l'avouer, dans l'obstination du propriétaire à ne pas vouloir, ou à ne pas paraître croire, que ses
prairies, qui s'étaient toujours, assurait-il, montrées inoffensives
pour les bêtes indigènes et pour les étrangères acclimatées,
pussent être aussi meurtrières pour les animaux de récente
importation. Si nous avions pu, dès le début, obtenir l'exécu-
tion des mesures préventives que nous conseillions et dont la
première consistait à ne plus laisser sortir le troupeau européen, il est incontestable que la mortalité serait restée très-
restreinte.

Aujourd'hui que notre ami s'est rendu à l'évidence, nous
n'éprouverions plus la moindre difficulté pour faire suivre nos
prescriptions. Quand il a vu, du reste, qu'il était impossible de
nous prouver que quelques-unes des bêtes importées pouvaient
continuer de vivre sur le pâturage, objet de nos accusations,
notre ami s'est empressé de retirer le peu qui restait ; car il
devenait de plus en plus évident qu'aucun animal ne serait
épargné.

Si l'obstination du propriétaire a eu pour lui de fâcheux résultats, puisqu'elle lui a causé des pertes assez importantes, elle
nous a permis d'établir, d'une façon irréfutable, quelle était,
sinon l'étiologie précise, au moins l'origine de la maladie.
Cette expérience, si onéreuse pour notre ami, aura au moins
servi à la science, servi à la colonie, et elle ne se résumera
donc pas que par une perte d'argent : on pourra en tirer les
enseignements les plus utiles, les plus profitables à tous les
intéressés.

Les deux tarentaises et les deux hollandaises restées à Alger
n'étant pas, cette fois, passées par la ferme, sont demeurées,
toutes les quatre, très bien portantes.

A la ferme, il ne restait plus, le 1ᵉʳ mars, que 6 bêtes savoyar-
des sur 29 et une hollandaise sur quatre ; la maladie avait
donc attaqué et tué 26 bêtes sur 33! Nous n'avons observé de
mortalité proportionnelle aussi forte qu'en 1870, lors du typhus. L'entreprise de notre ami était certainement digne d'un
meilleur sort, et tous les algériens en déploreront, avec nous,
les funestes résultats, qui sont pleins de menace pour l'avenir,
parce qu'ils arrêteront dans leur essor toutes les tentatives
d'amélioration de la race bovine en Algérie.

Comme nous n'avons fait qu'esquisser les symptômes et les
lésions de cette fièvre palustre, nous allons maintenant en
présenter une courte description synthétique tirée de toutes
les observations que nous avons recueillies dans la dernière
enzootie dont nous venons de donner la relation, et dans un
assez grand nombre d'autres épizooties antérieures.

Symptômes. — Nous devons dire d'abord que l'expression
extérieure de la fièvre pernicieuse des marais est absolument
la même que celle de la *fièvre vitulaire* et surtout que celle de
la *fièvre ataxo-adynamique du cheval* (encore appelée *vertige
par altération du sang* et *fièvre maligne*, par M. Lafosse,
dans sa *Pathologie spéciale vétérinaire*), affection à laquelle
nous ne pourrions mieux comparer celle qui nous occupe. Cette
fièvre pernicieuse ne se distingue guère, non plus, par ses
symptômes généraux, de la fièvre bactéridienne ; nous croyons,
du reste, que les maladies infectieuses, septiques ou dyscrasi-
ques, à marche foudroyante, ne sauraient guère être reconnues
qu'à leurs caractères spéciaux révélables seulement par l'examen microscopique du sang.

Les symptômes généraux présentés par les malades ont été
constamment les mêmes ; ils étaient plus ou moins accentués
suivant le degré du mal ; mais tous donnaient aux bêtes atteintes la même physionomie et la même attitude. Malgré cela,
l'ensemble de ces manifestations nosologiques n'avait rien de
caractéristique et ne présentait non plus aucun symptôme pathognomonique qui pût au moins permettre d'établir un diagnostic au premier examen.

Comme dans la fièvre vitulaire, on observe du collapsus, une
sidération plus ou moins profonde ; la tête est lourde, ap-
puyée en avant sur le sol ou sur la mangeoire ; quelquefois le
front pousse au mur ; mais, le plus souvent, les malades restent couchés en chien et la tête est ramenée sur l'épaule ; c'est
presque toujours alors le signe d'une fin prochaine. Si l'on
force ces malheureuses bêtes à sortir de leur torpeur pour se
lever, leur marche est chancelante ; elles titubent et se sou-
tiennent très difficilement sur les membres postérieurs. Il y
a de la parésie, sinon de la paraplégie, attendu qu'on constate
une très grande faiblesse de l'arrière-train. Les reins sont in-
flexibles.

On observe des frissons, des tremblements, des convulsions
dans les membres ; on remarque une diminution de la sensibilité générale ainsi que du sens de la vue et de celui de l'ouïe,
qui deviennent très-obtus ; on constate aussi des alternatives
de chaud et de froid très-sensibles aux oreilles. De 38°,
moyenne normale des animaux en santé, la température rectale
monte quelquefois jusqu'à 41°5 et même plus, au moment des
exacerbations fébriles. Le mufle est chaud et sec.

Il y a très-peu d'appétit et souvent même de l'anorexie ;
parfois soif assez vive ; la bouche est chaude, pâteuse. La
rumination ne s'opère plus. Il y a beaucoup plus souvent
de la constipation que de la diarrhée ; quelquefois aussi,

les excréments, plus ou moins marronnés, sont couverts d'une matière visqueuse. La conjonctive a presque toujours une teinte sub-ictérique ; le pouls est faible, déprimé, mais rapide : les battements du cœur sont forts, précipités, tumultueux et retentissants ; ils atteignent le chiffre de 110 à la minute. Les jugulaires sont considérablement gonflées et présentent assez souvent du pouls veineux.

La respiration est vite (70 souffles à la minute), fiévreuse et plaintive ; son accélération convulsive va toujours en augmentant et la plupart des animaux meurent au milieu de véritables angoisses respiratoires.

Les urines n'ont rien de caractéristique ni de constant, bien qu'elles restent rarement normales ; le plus souvent elles sont jaunâtres et parfois sanguinolentes ; mais l'hématurie est plutôt l'exception que la règle.

Les mamelles deviennent presque toujours flasques et prennent assez communément une teinte jaunâtre ; mais il n'y a encore là rien d'univoque. La sécrétion du lait, ce critérium de l'état de santé des laitières, diminue peu à peu pour s'arrêter totalement. Plusieurs fois, nous avons trouvé le lait jaune, ou bien rouge et teinté alors par du sang ; mais ces faits sont exceptionnels. Lorsque la maladie sévit sur un troupeau, c'est souvent par la diminution du lait, le seul prodrôme appréciable (avec la perte d'appétit et la suppression de la rumination), qu'on commence à s'en apercevoir; cette diminution est incontestablement le principal signe précurseur de l'orage pathologique et celui sur lequel il faut le plus porter son attention si l'on veut traiter la maladie à son stade initial, (à partir du moment où l'on constate du coma et une démarche vacillante, le mal est profond et presque toujours irrémédiable.)

Chez la plupart des vaches pleines, l'avortement se produit ; mais le fœtus et les enveloppes fœtales ne présentent, pas plus que la muqueuse utérine, le plus petit indice d'altération.

Cette fièvre palustre des bovinés est tout à fait rémittente et, de temps en temps, surtout quand approche le fatal dénouement, on observe des exacerbations fébriles, des sortes de paroxysmes du mal. L'œil, au lieu d'être hagard, terne et fixe, devient alors animé ; le malade se débat, frappe la tête sur le sol, mordille machinalement la paille ou le fumier qui se trouvent à sa portée. Souvent, nous avons vu l'animal sortir et rentrer la langue automatiquement et avec précipitation, pour lécher sa joue, qui se couvrait de salive écumeuse. Les bêtes se lèchent aussi sur le corps et se mordent même quelquefois.

La marche de l'affection est presque toujours très rapide et la terminaison est à peu près constamment mortelle. Les animaux peuvent être foudroyés en quelques heures (la fièvre est alors tout à fait sidérante) ; tandis que d'autres bêtes sont visiblement malades pendant plusieurs jours. Nous avons vu mourir des vaches qui, le matin ou la veille, présentaient tous les signes de la santé : elles avaient leur appétit normal, et les laitières donnaient leur quantité de lait habituelle. Chez d'autres malades, où l'intoxication devait être vraisemblablement moins forte, ou bien la résistance de l'organisme plus grande et aidée, sans doute, par le traitement approprié, que nous administrions, nous avons vu la maladie durer 4, 6, 8, 10 jours et présenter des rémissions qui, cependant, étaient généralement trompeuses.

ANATOMIE PATHOLOGIQUE. — Dans les lésions morbides de cette maladie, nous n'avons pu découvrir de caractères nets, constants, identiques, rien qui fût pathognomonique, aussi bien sur la moelle épinière et l'encéphale que dans le sang et dans l'appareil digestif.

La seule particularité à peu près constante que nous ayons observée à l'autopsie, c'est la présence d'une grande quantité de bile vert-brunâtre dans les premières portions de l'intestin grêle. Dans quelques cas, nous avons constaté des ecchymoses tantôt sur le cœur, tantôt sur la muqueuse vaginale ; quelquefois dans ces deux points. Parfois, nous avons trouvé aussi des petites ecchymoses dans la vessie et de l'urine sanguinolente en plus ou moins grande quantité.

Le foie se montre tantôt sain, tantôt un peu jaunâtre et quelquefois de la couleur de la noix muscade ; son parenchyme est tantôt ferme, tantôt ramolli.

Presque toujours, la rate se présente intacte ; cependant, dans plusieurs autopsies, en pleine épizootie, nous avons remarqué des rates gonflées, non bosselées, mais complètement ramollies et ne contenant plus qu'une boue presque liquide, noirâtre, atramentaire, formée du parenchyme splénique réduit en putrilage. En même temps, nous trouvions, de place en place, dans les muscles, des suffusions sanguines noirâtres. Chaque fois que nous avons rencontré ces rates ramollies, nous avons examiné le sang et la boue splénique au microscope et nous avons fait des inoculations sur des lapins : jamais nous n'avons vu se déceler les caractères du sang-de-rate.

Les caractères physiques du sang sont aussi assez variables et ne nous ont rien montré de spécial : parfois, le sang est très clair, couleur lie de vin, ou rouge brique, ou bien encore jus de pruneau ; d'autres fois il paraît normal. A l'examen microscopique, nous n'avons découvert ni *bactéries*, ni *bacilles*, ni *palmelles*, ni *d'urocystis*, etc... aucun de ces agents palustres qui auraient des propriétés fébrigènes sur l'homme (1).

Il est incontestable qu'on a affaire à un empoisonnement putride ou miasmatique ; mais le principe délétère, le principe de funeste altération nous a échappé jusqu'à présent ; cependant nous ne doutons pas que les spécialistes, plus habiles que nous, ne parviennent à découvrir le facteur morbigène. Il est malheureux qu'un de ces Messieurs ne puisse venir sur les lieux, en temps d'épizootie, se livrer à ces importantes, mais difficiles recherches. La découverte de l'agent fébrigène et l'étude de tous ses caractères biologiques et pathogéniques seraient d'un intérêt capital pour notre grande Colonie ; car elles éclaireraient d'un jour nouveau la question de la préservation et celle du traitement.

ÉTIOLOGIE ET NATURE DE LA MALADIE. — Après avoir affirmé aussi formellement et avec autant d'assurance que nous croyons avoir affaire à de la fièvre palustre pernicieuse, il nous faut, à présent, le démontrer d'une façon péremptoire : c'est ce que nous allons essayer de faire. Nous allons exposer tous les arguments que nous avons à mettre à l'appui de notre opinion sur la nature de la maladie qui inflige d'aussi énormes pertes aux Colons les plus dignes d'intérêt, ceux qui cherchent à doter l'Algérie d'une race bovine convenable.

Lorqu'on est en présence d'une maladie qui ne se traduit par aucune altération organique visible à l'œil nu, ni même au microscope, l'origine et la nature sont toujours extrêmement difficiles à établir, et c'est ici le cas. La meilleure preuve que nous puissions donner à l'appui de cette assertion, c'est que, dans l'enzootie que nous venons de rapporter, bien que nous

---

1) Un grand nombre de savants éminents ont cherché, dans l'atmosphère, dans l'eau et dans le sol des marais, dans le sang, dans la rate et dans le foie des fiévreux, le facteur de l'intoxication palustre : Salisbury a trouvé des espèces d'algues du genre *Palmellæ* (*rubra, alba, verdans, protuberans*) ; Balestra a cherché à démontrer que le ferment malarique était le *Cactus peruvianus* ; Eklund a accusé la *Lymnophysalis hyalina* ; Lanzi et Terrigi ont incriminé le *Bacteridium brunneum* ; Safford et Barlet ont signalé un microzyma, l'*Hydrogastrum granulatum* ; pendant qu'Archer en découvrait un autre, le *Chlanablastus arscroginosus* et que Bargellini décrivait une *Palmoglea micrococa* ; enfin, récemment, MM. Tommasi-Crudeli et Klebs ont donné à l'organisme fébrigène le nom de *Bacillus malariæ*. Le Dr Laveran a trouvé, dans le sang des malades, des éléments parasitaires pigmentés (*Oscillaria malariæ*), se présentant sous trois formes qui constitueraient les trois phases du développement de l'agent paludique fébrigène ; mais, d'après MM. Klebs et Tommasi-Crudeli, ces éléments pigmentés ne seraient que les produits d'une modification de l'hémoglobuline des globules rouges du sang et de la destruction successive de ces globules. Cette production du pigment noir dans le sang ne serait par conséquent qu'un effet de l'action du ferment malarique. La nature microbienne de la fièvre palustre de l'homme n'est donc pas encore péremptoirement démontrée.

fussions instruit par l'expérience du passé, toutes les suppositions imaginables ont envahi notre esprit Nous nous sommes d'abord demandé si nous n'avions pas affaire à une *maladie contagieuse importée de France* et nous avons écrit tout de suite au vétérinaire d'Albertville, M. Ract-Madoux, qui nous a répondu, avec un empressement dont nous ne saurions trop le remercier, qu'aucune maladie semblable à celle que nous lui décrivions n'avait existé dans sa contrée. Nous pensions bien, du reste, que si nous avions été aux prises avec une affection importée de France, toutes les dix vaches ne seraient pas restées, pendant les vingt premiers jours, très bien portantes. Ce qui prouve, d'une façon indéniable que la maladie était inhérente à la ferme, c'est que les quatre vaches du deuxième et du troisième convois, qui n'y sont pas allées, n'ont point été malades du tout.

Nous nous sommes demandé aussi si nous n'étions pas en présence d'une *maladie typhoïde* contractée dans l'entrepont du bateau, où les animaux, plus ou moins entassés, ne respirent qu'un air confiné très impur. Mais un effet à aussi longue échéance n'était guère admissible non plus. (Nous n'émettons là qu'une simple hypothèse, car un agent typhique ou septique pourrait peut-être bien ne produire ses effets qu'après un temps d'incubation égal à celui que prennent les germes du tellurisme). Cette supposition n'est plus du tout acceptable aujourd'hui, attendu que les animaux du deuxième et du troisième convois, qui sont venus tout exprès sur le pont, ont été malades, comme les autres, après un certain temps de séjour sur le pâturage Une affection typhoïde se serait évidemment transmise aux autres bovinés de la ferme.

Nous avons cru aussi à la *fièvre vitulaire*, parce que nous en constations tous les symptômes généraux et que nous avions affaire, dès le début, à des vaches dans un état de gestation très avancé ; mais cette conjecture n'est nullement admissible, puisque la maladie apparaît aussi bien sur les vaches pleines et sur celles qui sont délivrées depuis longtemps, que sur les bêtes qui viennent de mettre bas et chez lesquelles on trouve un utérus et son contenu entièrement sains. La maladie a, du reste, emporté le taureau et nous l'avons vue se manifester sur une vache qui, antérieurement, avait parfaitement guéri, à *Alger*, des suites les plus graves de la non délivrance et qui, une fois rétablie, avait été expédiée à la ferme. Cette vache, qui avait certainement résisté à une septicémie puerpérale des plus menaçantes, a succombé, un mois plus tard, à la fièvre palustre. Si la fièvre vitulaire avait eu prise sur la vache en question, cette bête aurait certainement succombé lorsqu'elle était atteinte de métrite septique et non pas quand la matrice avait recouvré toute son intégrité physiologique, comme l'autopsie nous l'a révélé.

La *fièvre aphtheuse* régnait, à ce moment, dans la contrée; mais d'une façon très bénigne, et la maladie qui emportait les immigrants ne pouvait être confondue avec la fièvre d'incubation de la cocotte, puisqu'elle enlevait aussi bien les animaux guéris de leurs aphthes que ceux qui n'en présentaient aucun. Et puis, parmi les nouvelles arrivées, celles qui étaient affectées de la fièvre aphtheuse en souffraient très peu ; c'est longtemps après avoir été totalement guéries de cette maladie, passée pour ainsi dire inaperçue, que la fièvre palustre les a emportées.

Ce n'était point non plus ni le *charbon à tumeurs*, ni le *sang-de-rate*, puisque, sur un nombre considérable de victimes, nous n'avons constaté ni tumeurs charbonneuses externes ou internes, ni adénites spécifiques, ni bactéridies.

Dans l'enzootie en question, comme dans toutes celles que nous avons observées précédemment, la cause était certainement dans la ferme, c'est-à-dire dans les fourrages du pâturage, dans les eaux des boissons, dans l'atmosphère de l'étable ou dans l'air miasmatique des prairies plus ou moins marécageuses où paissaient les animaux. Il est indiscutable qu'à considérer les conditions dans lesquelles la maladie se développait, on peut affirmer que sa cause se produisait spécialement dans le nouveau milieu où se trouvaient les animaux importés. Cette maladie était le résultat de causes qui naissaient et s'élaboraient dans le sol marécageux, puis s'en dégageaient peut être, mais dans des conditions encore indéterminées, pour se répandre dans l'atmosphère du marais. Il est incontestable aussi que les germes nocifs agissaient sur un organisme non aguerri, attendu que pas un des *animaux anciens dans la ferme* (ceux qu'on peut considérer comme acclimatés ou *vaccinés*, si l'on veut), aussi bien les indigènes que les européens purs (il y avait plusieurs vaches françaises et deux ou trois angus sans cornes) et les croisés, au nombre de 40 à 50, bien que placés dans les mêmes conditions, n'a présenté, pendant tout le temps qu'a duré l'enzootie, le plus petit indice de maladie. D'autres vaches, de races européennes, nées en Algérie ou importées depuis longtemps, ont été achetées dans différents endroits de la province d'Alger et de celle d'Oran, pour remplacer les victimes de l'épizootie au fur et à mesure que celles-ci succombaient : elles n'ont nullement contracté la maladie, malgré qu'elles aient été placées absolument dans les mêmes conditions que les nouvelles débarquées. C'est donc parce que cette cause rencontrait un organisme d'une susceptibilité spéciale qu'elle pouvait exercer toute la plénitude de son action délétère ; les bêtes restées indemnes ne nous paraissent devoir leur immunité qu'à leur acclimatement et non à leurs races.

Il nous reste à déterminer, à préciser, quel est le facteur, quel est l'agent fébrigène qu'il faut incriminer et quelles sont les influences étiologiques réellement effectives qui concourent au développement de cette sorte de maladie infectieuse septicoïde.

Maladie infectieuse septicoïde. — Nous ne croyons pas pouvoir sûrement dénoncer les eaux, attendu qu'on a employé successivement l'eau de la rivière, l'eau de source, et, enfin, l'eau de puits, et la fièvre pernicieuse n'en a pas moins continué ses ravages. Mais il est vrai de dire que cette maladie peut très bien ne se manifester que longtemps après l'intervention de la cause déterminante. Nous devons rapporter aussi que les animaux du premier convoi qui étaient censés ne boire que de l'eau de source ; que ceux du deuxième convoi, qui ne buvaient, exclusivement, nous disait-on, que de l'eau *courante* de la rivière et, plus tard, de l'eau du puits, pouvaient très bien boire les eaux plus ou moins croupissantes des canaux d'irrigations, des rigoles, des fossés ou des flaques des bords de la rivière. Bien que les bêtes ne fussent pas conduites à ces endroits, pour y boire, elles pouvaient évidemment s'y abreuver quand elles les rencontraient, et absorber là l'agent délétère qui les empoisonnait (1).

---

(1) Quand on a vu l'aspect si repoussant que présentent, en Algérie, les eaux saumâtres qui croupissent dans les flaques des marais et dans le lit des rivières sans courant, il est bien difficile de croire à l'innocuité absolue de ces eaux, et c'est pour cette raison que nous ne saurions trop faire de réserves. Nous ne sommes point le seul, du reste, à témoigner de la méfiance à l'endroit des eaux maremmatiques :

M. Serre, vétérinaire en 1er, a observé, plusieurs fois, que son chien contractait la véritable fièvre périodique, lorsque, à la chasse ou en promenade, il lui laissait boire l'eau stagnante des marécages.

MM. Alamore, à Souk-Ahras *(Journal de médecine vétérinaire militaire* de 1876-1877, p. 74), Blaise, à Philippeville *(Journal de médecine vétérinaire militaire* de 1872-1873, p. 519), et Thomas, à Boghar, ont observé aussi, sur le chien, des accès de fièvre intermittente qui avaient la même origine. M. Thomas, dont nous avons rapporté l'observation de fièvre intermittente sur les porcelets d'Aïn el-Bey, nous a communiqué aussi un cas de fièvre périodique chez une chamelle qui, à l'autopsie, a présenté la rate et le foie profondément altérés. Cette chamelle appartenait à une tribu du Sahara campée dans un endroit nullement marécageux et où il n'y avait que de l'eau croupie qu'on soupçonnait, à bon droit, d'être l'unique cause de la fièvre qui minait les habitants. C'est cette fièvre *non palustre* qui est considérée, par quelques auteurs, comme étant exclusivement climatérique.

M. le médecin principal Vezien, en 1859, écrivait ce qui suit dans un travail intitulé : *Considérations sur les fièvres de l'Algérie:*

Nous ne nous croyons pas autorisé, aujourd'hui, à accuser, d'une façon absolue, ou l'air, ou le fourrage, ou les eaux des pâturages, comme recélant exclusivement le miasme palustre ; qui sait ? ces éléments peuvent, peut-être, tous les trois, d'une façon soit permanente, soit intermittente, servir de véhicule au facteur de la fièvre maligne des bœufs ; mais rapportons cependant qu'un nouveau sinistre survenu dans la dite ferme, au mois d'août de la même année, semble vouloir plus particulièrement confirmer nos soupçons à l'endroit des eaux. Depuis que nous avions proscrit le pâturage, la seule hollandaise et les six tarentaises échappées au fléau, ainsi que leurs veaux et ceux des congénères morts, ne buvaient plus que de l'eau du puits, qu'elles venaient prendre dans un abreuvoir situé dans la cour et près de leur étable, dont elles ne sortaient plus que pour aller s'abreuver. Jusqu'au mois d'août, ces bêtes se portèrent à merveille ; mais le puits s'étant tari, il fallut conduire les animaux boire l'eau à peu près stagnante d'une rivière quasi à sec. La maladie revint alors enlever deux tarentaises, quatre génisses et un veau, de même race. Il y a là une relation de cause à effet qui nous paraît peu contestable. Les symptômes et les lésions (1) étaient identiques à ceux observés sur les victimes succombées pendant l'hiver précédent, hiver où il n'y avait eu, comme pendant un été, que très peu de pluie et assez de soleil pour la génération et la multiplication du ferment tellurique.

Pendant cette deuxième invasion du fléau, les cultivateurs de la Mitidja et ceux du Sahel perdaient des milliers de bœufs tués par une affection qui devait être, sans aucun doute, de

« Quoique bien plus rarement que l'homme, les animaux sont sujets à la fièvre intermittente ; mais seulement nos animaux domestiques. Au reste, leur instinct les protège ; nous avons vu nos mulets refuser constamment de boire de l'eau d'un certain pays (l'Arbà) très exposé aux fièvres ; tandis qu'aux hommes cette eau n'offrait ni odeur ni saveur particulières. »

On trouve aussi des renseignements intéressants dans l'étude publiée en 1873 et 1874, dans le Journal de l'Ecole vétérinaire de Turin, par M. Brusasco, sur la Fièvre intermittente du cheval et du bœuf.

Le docteur anglais Tanglit et le docteur américain Smart ont démontré, d'une façon irréfutable, que certaines eaux de citernes, de mares, se montrant riches en matières organiques, pouvaient, à elles seules, déterminer de la fièvre intermittente chez l'homme. Nul ne conteste, d'ailleurs, cette relation causale entre l'ingestion des eaux croupies et le développement de la malaria.

(1) Nous avons envoyé à MM. Arloing Cornevin et Toussaint, du sang pris dans la jugulaire et dans la rate, et recueilli, avec toutes les précautions indiquées, dans des tubes à microbes. C'était malheureusement à l'époque des vacances et nos savants professeurs n'ont pas pu faire des examens et des expériences aussi fructueux qu'ils l'eussent désiré. Cette étude est à refaire, et nous engageons nos successeurs à répéter notre envoi dès que l'occasion se présentera.

même natu̦e que celle ci-dessus décrite, et sur le compte de laquelle nous avons des renseignements qui nous permettront de revenir plus loin sur la cause de pareils ravages. Espérons que cette année 1881, si meurtrière pour les bœufs de l'Algérie, restera une année exceptionnelle !

Continuons nos recherches des conditions causales, en procédant toujours par voie d'élimination. Pourrait-on accuser l'air, plus ou moins confiné et méphitique de l'étable ? Nous ne le pensons pas, attendu que les petits veaux sont constamment restés dans le même local que leurs mères mourantes et n'ont nullement souffert, malgré leur moindre force de résistance aux influences morbides. Ces veaux n'aliaient pas du tout au pâturage et c'est à cela que nous attribuons leur exonération. Disons, en outre, que, comparées à ce que sont généralement les étables (où · les animaux entassés et calfeutrés paraissent néanmoins se bien porter), celles de la ferme en question devaient être considérées comme supérieurement aménagées au point de vue l'espace, de l'aération et du service de propreté.

Contagion. — Cette exemption des veaux, cohabitant avec leurs mères malades, prouve encore que l'affection n'est nullement contagieuse. (C'est ce qui nous fait dire aussi que nous n'avions pas affaire à la *fièvre typhoïde*, maladie éminemment transmissible.) Ce qu'il y a de plus particulièrement curieux, au sujet de cette non-contagion de la fièvre pernicieuse, c'est que, comme dans la fièvre bactéridienne, le principe de funeste altération qui règne dans le sang des mères pleines n'atteint pas le sang des fœtus. Plusieurs vaches sont mortes quelques jours seulement après avoir mis bas, et leurs veaux, venus au monde en bonne santé, ont continué de vivre et de se très-bien porter. Etant donnée la durée ordinaire de l'incubation de la maladie, nul doute cependant que ces vaches recélassent l'agent infectieux dans les derniers temps de la gestation.

Le fait des vaches atteintes ne contenait probablement pas le principe malfaisant, car il n'a jamais provoqué la plus légère indisposition sur les veaux.

Les anciennes bêtes de la ferme sont restées également à côté des malades et n'ont rien ressenti. Les deux vaches mortes à Alger, n'ont pas, non plus, communiqué leur maladie à leurs voisines d'étable (des bêtes françaises et des anglaises), bien que, jusqu'à leur mort, elles n'en aient jamais été séparées.

Nous avons fait plusieurs inoculations sur des lapins, des moutons et des veaux, et nous n'avons jamais causé le plus petit malaise. Nous avons vu souvent les Arabes manger les viandes des malades, des agonisants et même des animaux morts de la maladie (viandes qui ont, du reste, un aspect parfaitement normal), et nous n'avons jamais constaté le plus petit accident.

Si ce n'était ni l'eau des boissons, ni l'atmosphère de l'étable, ni la contagion, qui fussent la cause de tant de ravages, nous ne verrions plus à accuser que l'herbe ou l'air des pâturages, ou, pour mieux dire, un ou quelques-uns des agents qu'ils recèlent.

A partir du moment où il n'était plus possible de douter de la perniciosité du pâturage, les animaux ont été tenus en stabulation permanente à l'étable et, un mois après, la maladie avait cessé d'exercer ses sévices. Nous avons dit qu'au début les animaux mangeaient le peu d'herbe verte ou sèche qu'ils trouvaient çà et là dans la prairie ; mais, comme cela constituait une ration très-insuffisante, on leur donnait du foin récolté, sur cette prairie, au printemps précédent ; plus des feuilles de patate. Plus tard, lorsque les animaux sont demeurés enfermés dans l'étable, on leur apportait, de la même prairie, le fourrage vert suffisamment poussé pour être coupé ; on leur donnait aussi le foin de l'année précédente et, néanmoins, la maladie n'est pas reparue. Jusqu'aux premiers jours du mois d'août, les sept vaches survivantes (six tarentaises et une hollandaise), tenues sévèrement en stabulation permanente, continuent de manger le fourrage en question et restent très-bien portantes. Faut-il en conclure que l'herbe du pâturage n'y était pour rien et que les eaux croupissantes ou les émanations palustres étaient seules malfaisantes ? Il est vrai que nous ne pouvons établir un rapport de causalité indiscutable entre l'ingestion de ces fourrages et l'apparitton de la maladie ; mais, d'un autre côté, ne peut-on pas supposer que les pluies abondantes, qui sont tombées pendant la croissance de l'herbe, ont lavé celles-ci de toutes les impuretés qui la recouvraient quand elle a commencé à sortir de terre ?

Il importe donc, à présent, d'arriver à déterminer expérimentalement le développement de cette fièvre pernicieuse. Tous les éléments incriminables (fourrages, boissons, atmosphère de l'étable, air des marais) pouvant être séparés, il sera facile de soumettre, à leur action isolée, les animaux sur lesquels on voudra faire des expériences ; et nul doute que les recherches, ainsi dirigées, ne parviennent à découvrir la véritable cause du fléau ainsi que le déterminisme de sa puissance nocive.

Il est facile de donner les fourrages suspects à des animaux placés dans une étable éloignée du marais. — On peut nourrir les bêtes avec des aliments étrangers à la ferme, ou mieux des aliments spéciaux, comme des grains, des farines, des racines, etc., qui ne sauraient être soupçonnés. — On peut ne faire boire aux animaux, maintenus en stabulation, dans une étable à part, et nourris avec des aliments irréprochables, que les eaux croupissantes des marais, ou celle des bords de la rivière.— On peut encore, en muselant les bœufs d'expériences et en les attachant solidement à des piquets, pour les empêcher d'y manger l'herbe et d'y boire l'eau, les tenir au milieu du marais de façon à ce qu'ils n'y absorbent que l'air de l'atmosphère ; à ceux-ci on donnerait également de l'eau et des aliments d'une pureté incontestable, c'est-à-dire éprouvée sur des animaux congénères servant de témoins et tenus en stabulation permanente. — Tout ce programme d'expériences est facile à formuler et facile à exécuter.

Comme on le voit, nous ne connaissons pas encore assez les facteurs de notre problème pour pouvoir le résoudre d'une façon satisfaisante : aussi nous garderons-nous bien de trop nous aventurer. Il nous manque, comme nous l'avons déjà dit, la découverte de l'agent morbigène, agent qui peut seul nous apprendre quelles sont à la fois l'étiologie et la nature de la maladie si redoutable qui nous occupe.

Les données cliniques, dont nous venons de nous servir, ne permettent d'établir que des présomptions, et le champ reste libre aux hypothèses. C'est, nous le répétons, à des experts plus autorisés que nous qu'il appartient de faire connaître l'agent pernicieux qui peut tuer si rapidement les bœufs européens qu'on se hasarde à mettre dans les prairies marécageuses, en Algérie, pendant les périodes de l'année où les conditions cosmiques (telluriques, thermiques et hygrométriques) sont les plus favorables à la pullulation des microbes fébrigènes.

Nous avons voulu chercher nous-même dans le sang, dans les mucosités pulmonaires, dans la rate, dans le foie et dans l'appareil digestif, avec les plus forts grossissements (1,400), et nous n'avons rien trouvé. Persuadé que nous devions renoncer à ces sortes de recherches, nous nous sommes empressé de nous adresser à MM. Arloing, Cornevin et Toussaint. Dans le cas où la maladie ferait une nouvelle apparition, ce qui, malheureusement, n'est que trop probable, c'est encore au savoir et à l'obligeance de ces Messieurs que nous ne manquerons pas de recourir. Toutes nos recommandations ont été faites dans ce but

REVUE HISTORIQUE. — La maladie, dont nous venons de donner la description, fait depuis trop longtemps échec aux agriculteurs intelligents, aux agriculteurs *progressistes*, pour qu'elle n'ait point été l'objet d'études spéciales. Diverses opinions ont été émises sur sa nature ; mais nous ne croyons pas pouvoir les partager. Nous ne pensons pas que cette maladie soit ni le *mal de Brout*, ni une *affection typhoïde*, ni la *maladie du feuillet*, comme l'ont écrit ou comme le disent quelques praticiens. La véritable nature de cette affection nous paraît avoir été complètement méconnue jusqu'à ce jour ; il en est de même pour l'origine, question que n'éclairent point non plus les travaux de nos devanciers. On a très peu écrit, du reste, sur la maladie qui nous occupe et nous n'avons guère à rapporter que quelques publications dont la principale est, à notre avis, beaucoup plus originale qu'instructive. Nous croyons que les conceptions un peu trop fantaisistes de l'auteur manquent de bases scientifiques et ne peuvent pas être acceptées. Il s'agit d'une épizootie qui a sévi sur un troupeau de bêtes indigènes ; mais comme rien ne prouve absolument que la fièvre maligne soit le partage exclusif des bêtes européennes immigrantes, nous avons tout lieu de penser qu'on a eu affaire à la même affection que celle que nous observons fréquemment, et une des meilleures preuves c'est que les symptômes sont les mêmes. C'est dans le *Bulletin* de la Société de climatologie d'Alger, année 1864, page 50, que nous avons trouvé la communication que nous allons reproduire ici ; elle appartient à M. Simorre, propriétaire et agriculteur, membre de ladite Société. M. Simorre a intitulé sa communication : « *Du mal de brout chez la race bovine indigène.* »

40 bêtes de son troupeau sont atteintes, et comme ce sont des indigènes, 12 seulement succombent ; bœufs de labour, jeunes taureaux et génisses furent pris indistinctement.

Pour expliquer la cause de la maladie, M. Simorre rappelle que si l'Européen, plus prévoyant que l'Arabe, fait provision de fourrage, cette provision, souvent insuffisante, est consommée avant que l'herbe nouvelle mûrisse. Dans cet état de pénurie, le colon saisit avec empressement l'occasion de faire brouter les céréales qui poussent avec trop de vigueur ; il fait aussi paître aux animaux l'herbe qui commence à pousser dans les champs ; mais cette nourriture est très aqueuse, dit M. Simorre, et presque toujours couverte d'eau froide, dans cette saison des pluies où apparaît la maladie se traduisant par un pissement de sang.

AUTOPSIE. — Le rumen, le réseau et la caillette étaient obstrués par les aliments. Le bol alimentaire, composé d'herbe verte, hachée menu par la mastication, offrait exactement les mêmes caractères dans les quatre compartiments de l'estomac,

excepté que dans le feuillet il était privé de sucs par la pression, et qu'il rendait cet organe dur et résistant comme un oi-
gnon de scille. Un spécimen de ces aliments puisés dans chacune des cavités stomacales décelait, au sens de l'odorat, comme
une trace d'acide sulfhydrique. De ces divers indices, je conclus, dit M. Simorre, que l'action alcalino-ammoniacale des
sucs gastriques, de la bile et du pancréas, qui produit la chy-
mification des aliments, avait été combattue et rendue impossible par la trop grande abondance des acides végétaux et par la
production de l'acide sulfhydrique. Si mon hypothèse était
juste, ajoute M. Simorre, je devais lui donner l'indiscutable
autorité du fait expérimenté, en réagissant sur le bol alimentaire, à l'aide d'une quantité de chaux suffisante, non-seulement pour neutraliser l'excès des acides, mais pour faire prédominer la réaction alcalino-ammoniacale. Je me hâtai donc
d'en faire l'essai. Je crois avoir bien établi que les aliments
ingérés, quoique mécaniquement broyés, offraient une masse
pâteuse composée de courts filaments n'ayant encore subi aucune action dissolvante. Je dois maintenant affirmer que la
réaction de la chaux, sur cette pâte grossière, a été instantanée,
prompte, et que cette agglomération fibreuse a été transformée
en une crème verte demi-fluide. La chymose était opérée et le
bol pouvait ensuite se transformer en chyle. La très faible
odeur d'acide sulfhydrique avait disparu et l'odeur plus prononcée du gaz ammoniac lui avait succédé.

On peut employer le bicarbonate de soude, l'eau de chaux,
de la craie, de l'eau de lessive de cendres, un litre de ces
breuvages, et répéter si la rumination se fait trop attendre.

Sur les 5 premiers malades, 4 moururent ; le pissement de
sang ne put être arrêté. La première victime succomba à une
indigestion vertigineuse : à l'autopsie, on trouva la vésicule
biliaire remplie d'un sérum transparent ; le péricarde était
tuméfié de vésicules gonflées par le même liquide. Le deuxième
et le troisième malades étaient principalement atteints aux
plèvres et aux poumons ; le fiel était aux 3/4 vidé. Pour le quatrième, l'indigestion devint gangréneuse : je l'aurais peut-être
sauvé si j'avais ajouté un peu de chlorure de chaux à la solution de bicarbonate de soude.

Tous les cinq avaient l'intestin rempli de matières glaireuses
striées de sang.

Cette dangereuse indigestion, occasionnée par les acides végétaux et la formation de l'acide sulfhydrique, peut produire
le mal de brout ; les symptômes en sont faciles à reconnaître.
L'animal qui en est atteint cesse de ruminer ; ses urines prennent une couleur rouge jaune qui passe, toutes les fois que

l'évacuation sanguine ou biliaire se renouvelle, à une teinte plus foncée.

Sur 19 sujets qui, depuis 8 jours, étaient soumis à un traitement inopportun, indiqué cependant par la médecine vétérinaire, j'en ai sauvé 7, rapporte M. Simorre, c'est-à-dire tous ceux que la complication d'une maladie mortelle n'avait pas rendus incurables.

20 autres, malades depuis moins de temps, ont été promptement guéris et, dans ce nombre, ceux que j'ai pu traiter le jour même de l'apparition du pissement de sang, retournaient au pâturage le lendemain. L'éclaircissement des urines est le signe certain de la guérison.

Suivant M. Simorre, l'observation de ces faits jette une vive lumière sur les phénomènes de la digestion et sur la nature du pissement de sang. D'après les traités de zoopathologie, le pissement de sang ne serait pas une maladie bien connue, ajoute notre auteur ; car on ne pourrait la rapporter ni à une affection des reins, ni à une lésion de la vessie.

Les acides, dont la constitution chimique ne peut être modifiée par le suc gastrique, lorsqu'ils le saturent avec excès, ont une action funeste sur le sang, et, parmi ces acides, l'acide sulfhydrique joue le rôle principal. Il doit avoir, dit M. Simorre, la propriété de désorganiser les globules et de les dissoudre. Ce sang altéré doit se rendre au pôle positif de la pile, comme les acides ; tandis qu'à l'état sain il gagne le pôle négatif comme les alcalis ; devenu impropre à la réfection des organes qu'il doit vivifier, il est excrété par les reins.

L'opinion que je viens de formuler, dit en terminant M. Simorre, est basée sur de très remarquables expériences faites par une de nos célébrités médicales, qu'il oublie malheureusement de nommer.

Nous croyons qu'il y a de nombreuses objections à faire aux interprétations de M. Simorre Tout son échafaudage théorique repose sur une base bien fragile « *la formation d'acide sulfhydrique* », car il n'est nullement démontré que cet acide soit une cause, ou bien un simple effet, de l'indigestion comme nous sommes tout disposé à l'admettre.

Nous ne pensons pas, non plus, qu'il s'agisse ici d'une *hématurie essentielle* : la présence du sang dans les urines n'est, à notre avis, qu'un des accidents d'une maladie générale et ne saurait, en semblable occurrence, résumer à elle seule la maladie que nous étudions. Du reste, ce symptôme n'est point constant et nous ne l'avons guère observé que sur le 1/3 des malades.

N'ayant jamais trouvé de gastro-entérite manifeste sur les

victimes, nous ne pouvons croire qu'on ait affaire à une *gastro-entérite typhoïde*, comme l'affirment quelques praticiens, et nous sommes d'autant moins disposé à reconnaître la typhose, que la maladie en question n'est nullement contagieuse; mais nous ne nions point, bien entendu, l'existence en Algérie, de cette affection typhoïde que nos confrères disent avoir observée sur les bœufs (à l'état sporadique l'hiver, à l'état enzootique l'été) et que nous n'avons jamais eu l'occasion de rencontrer sur ces animaux.

Quant à une *maladie du feuillet*, que quelques-uns de nos collègues ont cru reconnaître, nous ne pensons pas pouvoir nous arrêter à ce diagnostic : d'abord nous n'avons jamais observé le moindre fluxus inflammatoire sur la muqueuse du troisième diverticulum de l'estomac, et le décollement de l'épithélium, que nos contradicteurs ont observé, est un phénomène cadavérique absolument normal. Il n'y a qu'à ouvrir un traité de pathologie générale ou à examiner des estomacs de ruminants à l'abattoir pour se convaincre de la vérité de notre assertion. Et puis, la maladie du feuillet n'aurait jamais une marche aussi foudroyante que l'est généralement celle de l'affection qui nous occupe. La dessication du feuillet, si commune dans toutes les maladies des ruminants, chaque fois que l'alimentation reste en souffrance, est le résultat des fonctions spéciales de cet organe ; ce n'est, nous en sommes convaincu, qu'un épiphénomène, un effet et non une cause.

Pendant que nous étudiions cette enzootie dans la Mitidja, nous avons appris qu'une maladie très grave exerçait aussi ses sévices sur les troupeaux de bœufs du cercle de La Calle. Il est présumable que cette maladie était la même que celle que nous observions, et ce qui prouve suffisamment que notre supposition est fondée, c'est que notre collègue M. Thouvenin, à la même époque, traitait chez les propriétaires des environs de Philippeville, dans la même province que La Calle, une épizootie des bœufs qu'il n'hésite pas à attribuer, comme nous, à l'impaludisme. Nous avons longuement causé ensemble de cette question et nous sommes tombés absolument d'accord sur tous les points: nos observations respectives se confirment les unes les autres.

Dans le *Mobacher* des 1ᵉʳ et 8 septembre 1877, M. Chauvrat a publié un rapport adressé à M. le Sous-Préfet de Bougie sur une épizootie qui venait de sévir sur les bêtes à cornes de la vallée de l'Oued Sahel. Tous les symptômes de la maladie décrite par notre collègue révèlent manifestement l'existence de l'intoxication palustre.

M. Ferrier, vétérinaire civil à Constantine, vient, à son tour, de signaler une maladie épizootique paraissant être de même nature que celle qui nous occupe ; nous copions, ci-dessous, la lettre publiée par notre confrère dans le *Bulletin agricole* de la Société d'agriculture de la province de Constantine, numéro du 1ᵉʳ mars 1882.

Monsieur le Président de la Société d'agriculture de Constantine,

Depuis six ans que je suis chargé du Service des Epizooties par la préfecture de Constantine, j'ai vu se produire, chaque été, une grande mortalité parmi les grosses bêtes à cornes.

Les colons considèrent comme inévitable et trop fatal ce mal qui vient décimer leurs bestiaux Ils l'attribuent aux grandes sécheresses dont la conséquence naturelle a été une alimentation exclusivement sèche et insuffisante, qui a coïncidé, dans ces dernières années, avec le manque et l'impureté des boissons.

Sans être d'une opinion toute contraire, je pourrais citer bien des cas où cette cause ne peut être invoquée.

Les animaux étaient à l'abri pendant la forte chaleur du jour, avaient une nourriture abondante et rafraîchissante et les boissons ne laissaient rien à désirer. Cependant, la maladie, malgré l'observation d'une hygiène bien comprise, a fait vingt-cinq victimes, sur un troupeau de 75 têtes, dans l'espace de deux mois seulement.

Si, sur d'autres points plus proches ou plus éloignés du littoral que Constantine, elle a été moins meurtrière, elle a occasionné cependant des pertes fort sérieuses.

Il y aurait donc à se prémunir contre un pareil fléau, qui réduit de beaucoup les bénéfices du colon, ou vient accroître trop souvent son déficit, quelquefois même hâter sa ruine.

A en juger par l'invasion et la marche de l'affection, il est permis de craindre la présence d'un élément contagieux que les animaux trouveraient dans les aliments qu'ils prennent au pacage ou même dans les boissons stagnantes.

Les mois de juin, juillet et août sembleraient l'époque favorable pour la transmission des germes.

Ces germes, introduits dans l'organisme, provoqueraient une décomposition du sang, des phénomènes nerveux multiples de calorification, et enfin, une mort parfois rapide, mais, dans la plupart des cas, n'arrivant pas avant le quatrième ou huitième jour à partir de la manifestation des premiers symptômes.

Détail important, l'inappétence et la suspension de la rumination sont les indices qui éveillent, tout d'abord, l'attention des propriétaires ou des gardiens des animaux.

Malheureusement, à ce moment-là, la fin ne se fait pas attendre et les médicaments les plus énergiques et paraissant les mieux appropriés n'ont abouti jusqu'ici, sur le plus grand nombre, qu'à reculer la mort de quelques jours.

Je me propose, d'ailleurs, de faire connaître par la voie de votre bulletin, les quelques observations que j'ai faites sur cette maladie, les divers traitements que j'ai tentés et celui qui m'a paru donner les meilleurs résultats.

Dans toutes les médications employées, je me suis inspiré, je le répète, de l'idée de l'introduction d'un germe dans l'organisme: la physionomie générale des lésions relevées à l'autopsie m'a fortifié dans cette opinion. Toutefois, je déclare, dès à présent, que l'examen microscopique des liquides et des tissus du cadavre, qui devait me servir de principal guide, a été fait d'une façon imparfaite. Cette lacune capitale, je dois l'attribuer au manque de certains accessoires de l'instrument grossissant, duquel je n'ai pu disposer qu'un temps insuffisant.

L'examen microscopique et l'inoculation expérimentale, voilà les deux points qui doivent, croyons-nous, servir de base au diagnostic et mettre sur la voie d'une médication rationnelle et des mesures préventives capables de combattre efficacement ou d'enrayer dans son essor ce mal ruineux.

FERRIER.
Vétérinaire civil.

Voici l'article complémentaire que **M.** Ferrier vient de publier dans le *Bulletin agricole de Constantine*, du 1ᵉʳ août 1882:

AFFECTION ÉPIZOOTIQUE DES BŒUFS

« Il règne, en ce moment, sur les bêtes bovines, une affection qui les éprouve beaucoup. Les colons éleveurs remarquent, ce qui est parfaitement vrai, que ce sont surtout les animaux de race croisée (1) qui en subissent les atteintes et qui y succombent généralement, à de rares exceptions près.

Cette maladie se traduit par les symptômes suivants, faciles à reconnaître pour l'œil même le moins exercé : perte de l'appétit, tête basse, marche ou locomotion incertaine, grande faiblesse générale, localisée particulièrement dans le train postérieur qui paraît menacé de paralysie ; poil piqué, alternance

---

(1) Nul doute, par conséquent, que, sur les bœufs européens, cette affection soit tout autant à redouter dans la province de Constantine que dans celle d'Alger.

de chaleur et de froid sur les cornes, les oreilles et la peau ; essoufflement au moindre exercice, diminution et même disparition complète du lait chez les vaches laitières. A l'examen de l'œil, on est frappé de l'extrême pâleur de la conjonctive qui présente un reflet légèrement safrané ou jaune. Même pâleur de la bouche et de la pituitaire. Si l'on applique la main sur la poitrine, en arrière du coude gauche, on perçoit des battements du cœur précipités, tantôt forts, mais généralement faibles. En introduisant un thermomètre dans le rectum et l'y laissant une demi-minute, on constate que la température du corps, au lieu d'être de 38° à 39°, monte jusqu'à 41° et même 42° et qu'elle descend à 37° 5 et parfois 36° 5.

Les excréments sont quelquefois marronnés, secs, mais le plus souvent diarrhéiques, liquides, mélangés de matières muqueuses et parsemés de stries sanguines.

Cette affection est essentiellement variable dans ses effets. Elle détermine une mort prompte (36 à 48 heures) et, alors les lésions relevées à l'autopsie revêtent une physionomie générale qui rappelle peu ou pas du tout celle qu'affectent les lésions constatées sur un sujet mort, 4, 6, 10, et même 15 jours après l'invasion.

Dans le premier cas, tous les tissus sont colorés en rouge assez foncé qui brunit vite et passe au noir. Le foie, la rate ont augmenté de volume.

Dans le deuxième cas, tous les tissus sont pâles et d'une teinte jaune lavé. A l'augmentation de volume du foie et de la rate et à un épanchement général de sérosité dans toutes les cavités, et particulièrement dans les centres nerveux (cerveau et moelle épinière), viennent s'ajouter les lésions d'une inflammation chronique de l'intestin. La muqueuse de celui-ci est, en effet, recouverte d'une épaisse couche de mucus jaune et sanguinolent sur certains points. Il y a, de plus, une hypertrophie des follicules et des villosités du tube intestinal en même temps qu'une hypertrophie remarquable des papilles du rumen.

On serait porté à croire que ces deux affections sont différentes, ou que, lorsque le sujet est enlevé rapidement, la maladie n'a pas eu le temps de produire, sur les liquides et dans les tissus de l'économie, les altérations profondes consistant, tout d'abord, dans la dissolution des globules rouges et paraissant nécessaires, dans la forme à marche lente (la plus fréquente d'ailleurs (1)), pour déterminer la mort. Quoi qu'il en soit, elle

---

(1) M. Ferrier n'a probablement observé la maladie que sur des bœufs indigènes ou sur des bœufs croisés : c'est là, sans doute, la raison pour laquelle il suppose la forme torpide la plus fréquente ; mais sur les bœufs européens de récente importation la marche est, le plus souvent, foudroyante.

se termine exceptionnellement par la guérison : aussi est-elle redoutable pour tout colon dont les troupeaux en sont atteints, et doit-elle être redoutée par tous ceux qui en sont menacés.

TRAITEMENT. — Nous avons essayé diverses médications qu'il serait oiseux d'examiner ici, notre but étant de donner quelques indications utiles : nous nous arrêterons à celle qui nous a paru donner les meilleurs résultats. Il fallait surtout que cette médication fût pratique et peu coûteuse, deux points essentiels à son application. Voici en quoi elle consiste :

Et d'abord, lorsqu'on a constaté la présence de l'affection chez un ou plusieurs sujets du troupeau, s'occuper immédiatement de corriger les boissons et les aliments ; soustraire les animaux à la chaleur du jour et les faire émigrer sur un autre point du territoire où il est à présumer que les eaux et les pacages ne sont pas soumis aux mêmes influences telluriennes.

1° *Corriger les boissons et les aliments.* — On y arrive facilement et sûrement en versant dans l'eau que boivent les animaux, une quantité variable d'acide sulfurique, dans une proportion de 1/800 et 1/1000 au moins. Ce produit est peu cher et il suffira d'un litre pour modifier mille litres d'eau. Quant aux fourrages, on les secoue et on les asperge à l'aide d'un balai que l'on trempe dans l'eau acidulée. On opère seulement sur la quantité nécessaire au repas.

Si l'on donne de l'orge, on arrive à une correction parfaite par une macération de cinq à six heures dans la même eau. Il faut avoir la précaution de changer l'eau pour chaque macération nouvelle.

Voici le traitement curatif à opposer à l'affection, même déjà avancée, avec plus de certitude que peuvent en offrir les moyens hygiéniques et préventifs qui viennent d'être signalés. Il consiste dans l'administration de l'acide salicylique à la dose de 12 grammes dans 400 grammes d'alcool, pour les animaux adultes ; moitié moindre pour les jeunes animaux. On administre le tout en quatre doses et en deux jours, chaque dose est donnée dans une décoction de racine de gentiane, une heure au moins avant le repas.

On peut recommencer sur le même sujet, si les résultats obtenus la première fois paraissent incomplets, ce que l'on reconnaît à l'absence de la rumination et de l'appétit qui persiste 24 ou 48 heures après (1). Il est urgent de faire boire par

---

(1) Nous essayons, en ce moment, une médication plus simple, moins coûteuse, et qui pourra peut-être remplacer celle-ci avantageusement.

petites gorgées pour que le liquide coule directement dans la
caillette, sans quoi le but serait manqué, le médicament tombant dans la masse alimentaire contenue dans la panse.

Pendant cette médication, les boissons doivent se composer
surtout de tisane de graine de lin, peu concentrée, si l'on
veut, mais renouvelée tous les jours et donnée à l'aide de la
bouteille ou avec de la farine d'orge, sous forme de barbotage.
On utilise la graine de lin cuite en la mélangeant à du son. On
obtient ainsi une provende émolliente et nutritive dont la race
bovine est généralement friande.

Le saule en branches, lorsqu'on peut s'en procurer, donné
par petites gerbes, pendant quelque temps, est d'un bon secours comme astringent et tonique.

Pour abréger la convalescence et reconstituer plus vite le
sujet, on lui fait faire de petits repas *d'orge cuite*, qui devient,
sous cet état, une excellente alimentation à cause de sa mastication et de sa digestion faciles et de sa richesse en principes
alibiles.

En résumé, ce traitement n'a rien que de très rationnel. Il
vise d'abord la destruction des germes introduits dans l'économie à la faveur de l'ingestion des fourrages et des boissons
qui les hébergent et dans lesquels ils se développent, à des
époques déterminées de l'année, sur certains points du territoire
de notre province. Deuxièmement, il enraye l'appauvrissement
du sang que ces germes déterminent, tout en provoquant une
action reconstituante du sujet par une médication d'autant
plus énergique qu'elle agit sur un organisme vierge de toute
médication jusque-là, et par une riche alimentation de digestion facile.

Ces diverses pratiques préventives et curatives que nous indiquons ici, sans être considérées comme étant d'une efficacité
certaine, ont paru nous procurer des succès assez manifestes
et assez nombreux pour que nous puissions nous permettre de
les préconiser et de les conseiller aux colons éleveurs ».

A. FERRIER, vétérinaire.

Dans le *Journal de médecine vétérinaire militaire*, n° 8
de 1864, page 485, nous avons trouvé l'article suivant, signé
de M. Goyau et intitulé :

FIÈVRE TYPHOIDE DES BŒUFS EN ALGÉRIE

« La fièvre typhoïde, écrit M. Goyau, exerce aussi de
grands ravages sur les animaux qui habitent les plaines marécageuses ou qui pâturent sur les bords des cours d'eau. Les

colons des environs de Bône redoutent beaucoup cette maladie épizootique qui vient, de temps à autre, décimer leur bétail ; certains vendent immédiatement toutes leurs bêtes à cornes dès qu'ils en ont perdu quelques-unes : c'est qu'ils savent que la mortalité est souvent collective. La rapidité avec laquelle cette maladie entraîne la mort a fait croire qu'elle était de nature charbonneuse, et le grand nombre des animaux atteints a persuadé qu'elle était contagieuse. »

Nul doute qu'il ne s'agisse ici de notre fièvre palustre pernicieuse, et nous regrettons bien de n'avoir trouvé, dans l'article de M. Goyau, aucune donnée concernant la symptomatologie et les lésions de la maladie qu'il appelle « fièvre typhoïde. » La fièvre typhoïde est éminemment contagieuse et elle présente des symptômes et des lésions caractéristiques ; il en a été tout autrement pour l'affection que nous avons observée, et c'est pour cette raison que nous ne croyons pas pouvoir lui donner l'appellation de typhose.

Sans oser prétendre en aucune façon que notre opinion devra prévaloir sur celles qui seront émises dans l'avenir par ceux qui chercheront à approfondir cette importante question, nous croyons qu'il est rationnel, aujourd'hui, de considérer la maladie comme une fièvre palustre, fièvre qu'on peut, sans forcer l'analogie, comparer à celle de l'homme et qui doit être vraisemblablement la même que celle qui existe, dit-on, sur les bœufs des Marais-Pontins. Nous avons, à ce sujet, fait des recherches sur les épizooties bovines de l'Italie, et nous devons à l'obligeance de M. Cornevin la traduction analytique d'un mémoire rédigé par M. N. Chicoli sur la *fièvre jaune des animaux de l'espèce bovine en Sicile.*

La fièvre jaune des bœufs siciliens serait très-probablement appelée en France *fièvre ictérique, fièvre ictéro-hémorrhagique,* ou tout simplement *ictère grave, jaunisse.* On verra, par la relation qui suit, que cette affection palustre de la Sicile diffère de celle de l'Algérie par une complication ictérique, *constante,* et des plus prononcées, complication que nous n'avons point rencontrée sur nos malades. Quand il nous est arrivé de trouver, sur des bœufs, un ictère aussi accentué que celui qu'on observe en Sicile, nous nous sommes contenté (et nous avons peut-être eu tort), de porter le diagnostic *« jaunisse »*; et nous n'avons point classé ces malades dans la catégorie des fiévreux, lesquels ne présentent qu'une teinte sub-ictérique très-peu accusée et nullement constante. La jaunisse n'étant qu'un symptôme commun à un assez grand nombre de maladies (un effet, dont il faut chercher la cause ou les causes), rien ne prouve, nous en convenons, que, dans les cas d'ictère grave, nous n'étions pas aussi en présence d'un empoisonnement miasmatique, sur des animaux ayant une disposition plus marquée à l'hypersécrétion et à la rétention bilieuses.

La fièvre maligne d'Algérie et la fièvre jaune de Sicile sont vraisemblablement, l'une et l'autre, des maladies infectieuses, peut-être de nature tout à fait identique ou bien de natures très voisines.

Dans le premier cas, leur mortalité un peu différente pourrait bien tenir au tempérament, à une idiosyncrasie spéciale des animaux, ou à des influences extérieures indéterminées ; dans le deuxième cas, les agents infectieux, les microbes, si microbes il y a, comme cela est fort probable, seraient d'espèces très voisines. Les recherches et les études microscopiques seules pourront élucider cette importante question.

Voici la traduction de l'article dont il s'agit :

FIÈVRE JAUNE SUR LES ANIMAUX DE L'ESPÈCE BOVINE

EN SICILE

par M. N. CHICOLI.

« Un fait nosologique grave par ses conséquences, et qui me paraît nouveau en vétérinaire, se produit depuis quelque temps en Sicile ; il s'agit de la fièvre jaune qui se développe sur les bovidés de l'Ile et qui, par sa forme, son évolution et sa terminaison me paraît semblable à l'affection qui décime l'espèce humaine dans l'Amérique méridionale et qui a été importée en Espagne.

APPARITION. — Il y a 5 ou 6 ans qu'elle a apparu dans l'Ile, frappant spécialement les bestiaux qui vivent constamment au pâturage. La province de Palerme a particulièrement été éprouvée et le premier cas de cette maladie s'est montré, à ma connaissance, dans le territoire de Sambuca. Le syndicat a empêché la vente de la viande des animaux qui ont succombé. De ce point elle a rayonné et s'est étendue peu à peu aux communes voisines.

Son apparition a constamment coïncidé avec les fortes chaleurs de l'été, alors que les pâturages desséchés n'offrent plus au bétail qu'une maigre alimentation et que les ruisseaux ne fournissent plus qu'une eau vaseuse et rare.

SYMPTOMATOLOGIE. — Le mal débute brusquement et sans

prodrômes appréciables. Le sexe, l'âge et l'état d'embonpoint ne paraissent avoir aucune influence quant à l'apparition, à la marche et à la terminaison de la fièvre jaune. Taureaux et vaches, jeunes et adultes, tout est attaqué indistinctement, toutefois les bêtes de travail fournissent le plus fort contingent.

Le mal débute par des frissons ; mais ceux-ci ne sont pas constants ; il y a refus de toucher aux aliments et même de se déplacer, la tête est portée basse, au niveau des genoux ; la respiration est accélérée, mais pas d'une façon en rapport avec la gravité du mal ; les extrémités sont froides ; le pouls est lent, déprimé, quelquefois intermittent ; la température interne se maintient entre 38 et 39°.

Ces symptômes s'aggravent avec une rapidité prodigieuse, quelques heures après le début ; les yeux sont enfoncés dans les orbites et leur muqueuse prend une teinte ictérique qui se fonce d'instant en instant. Il y a parfois des coliques dont l'intensité est très-variable ; mais ce n'est point constant ; elles s'accompagnent de diarrhée ou de dyssenterie avec évacuations noires, mêlées de stries sanguines, indice d'une hémorrhagie intestinale. Le pouls se ralentit encore. Toutes les muqueuses peu à peu prennent une coloration jaune de chrôme ; il en est de même de la peau des mamelles, du scrotum et de tous les endroits où elle est fine et peu garnie de poils.

Enfin l'animal, à bout de forces, se laisse tomber sur le sol, sa circulation devient tumultueuse, sa respiration dyspnéique ; la température de la surface du corps s'abaisse notablement ; des convulsions se montrent et la mort ne tarde pas à arriver.

La maladie ne suit point, dans tous les cas, la marche qui vient d'être décrite ; quelquefois elle est à peu près foudroyante. Les frissons et les coliques peuvent manquer ; une évacuation abondante d'urine rougeâtre, sanguinolente, a lieu parfois, ainsi que la chute de larmes ayant une teinte jaunâtre très marquée et une consistance visqueuse.

En somme, trois symptômes seulement sont constants : abaissement de la température périphérique, teinte jaunâtre des muqueuses, hémorrhagie intestinale.

Durée. — La fièvre jaune est quelquefois foudroyante ; sa durée ordinaire ne dépasse pas quelques heures ; exceptionnellement les malades peuvent traîner 2 ou 3 jours.

Terminaison. — Quel que soit le type que présente la maladie, la mort en est toujours la terminaison fatale.

Diagnostic différentiel. — La fièvre jaune pourrait être confondue avec l'ictère ordinaire et avec la fièvre bilieuse ré-

mittente des pays tropicaux. La description symptomatologique
qui vient d'être faite, la marche rapide. la terminaison toujours
fatale et les lésions dont on va voir la description empêcheront
la confusion avec l'ictère ordinaire. Quant à la fièvre bilieuse,
son caractère rémittent la différencie nettement. Ce n'est donc
qu'à la fièvre jaune humaine qu'on peut rattacher l'affection qui
décime le bétail palermitain. Si, contrairement à ce qui se
passe chez l'homme, la fièvre jaune s'est montrée constamment
mortelle pour les bêtes à cornes, il ne faut point oublier qu'à
son début, au moment de son implantation dans un pays, une
affection contagieuse quelconque est toujours incomparable-
ment plus grave que lorsqu'elle s'y est acclimatée.

AUTOPSIE. — De même que pendant la vie, on note des phénomènes accessoires qui viennent s'ajouter à ceux qui sont
constants et forment le fond de la maladie, de même à l'autopsie on rencontre parfois des lésions accessoires à côté d'autres
qui sont constantes.

Une chose qui frappe vivement, lorsqu'on dépouille le cadavre, c'est la teinte jaune du tissu cellulaire sous-cutané ; les
muscles ont une coloration roussâtre, brune, quelquefois noirâtre. En ouvrant l'abdomen, il s'en écoule une assez forte quantité de sérosité citrine mêlée de flocons albumineux, mais ce
n'est point constant. Ce qui l'est, c'est la teinte jaune de
chrôme très accentuée du tissu adipeux accumulé autour des
reins et dans le grand épiploon, qui lui-même la présente.

Les estomacs, à part une congestion qui n'est pas constante,
n'offrent généralement rien d'anormal. La muqueuse intestinale est congestionnée et, comme cela a été dit, les excréments
sont noirs et sanguinolents.

Ni dans son volume, ni dans sa coloration, la *rate* ne présente de particularités ; peut-être son tissu est-il plus friable
qu'à l'ordinaire.

Dans la majorité des cas, on ne voit rien d'anormal dans le
foie ; cet organe s'est présenté parfois avec une teinte jaunâtre
tantôt générale, tantôt partielle.

Dans la cavité *thoracique*, de même que dans l'abdomen, on
trouve un épanchement de sérosité citrine qui n'est pas constant. Les grosses ramifications bronchiques et la base de la
trachée sont remplies d'un mucus jaunâtre et visqueux avec
stries sanguinolentes.

Le *cœur* est flasque et vide, le tissu adipeux qui l'entoure a
la coloration jaune précitée.

Rien à signaler à propos du *cerveau*, si ce n'est la coloration jaunâtre de la sérosité intra-ventriculaire.

Le *sang* est certainement ce qui, dans l'économie, présente les altérations les plus fortes et les plus constantes. Recueilli dans l'aorte, le sang montre une teinte noire violette ; sa consistance est sirupeuse ; il a complétement perdu la faculté de se coaguler. Exposé à l'air, le contact de l'oxygène ne lui restitue pas la teinte rouge du sang artériel ; il est dans le cas du sang qui a subi l'action de l'acide carbonique. Le repos n'amène point la séparation en plasma et sérum : le sang reste à l'état de bouillie que la putréfaction envahit rapidement. L'analyse chimique n'a point été faite. L'examen microscopique a fait noter une diminution des hématies et une augmentation des leucocytes ; *mais on n'a vu aucun microphyte.* Les granulations graisseuses étaient nombreuses, très jaunes et comme gonflées.

La *nature* intime de la maladie consiste en une modification *isomérique* des éléments anatomiques du sang, la coloration jaune étant le résultat du départ de l'eau, des gaz et des sels combinés normalement à l'albumine.

Étiologie. — *L'action des miasmes paludéens et l'usage d'une eau vaseuse, dans laquelle des substances végétales et animales se sont putréfiées, sont les causes de la fièvre jaune en Sicile.*

Contagion. — Il ne me paraît pas possible, jusqu'à présent, de dire si cette maladie est contagieuse de bête à bête. Les faits observés sont contradictoires. On a vu, par exemple, une seule bête succomber dans un troupeau considérable et toutes ses compagnes rester indemnes ; d'autres fois les animaux succombent les uns après les autres et en grand nombre. Dans ce dernier cas, on doit se demander si ce n'est point parce que les sujets ont été exposés aux mêmes causes qu'ils périssent ; mais alors pourquoi, dans le premier cas, une seule bête meurt-elle ? Quoi qu'il en soit, j'ai essayé de transmettre la maladie au chien en lui faisant manger de la viande de bœuf mort dans ces conditions. L'expérience, répétée deux fois, n'a donné que des résultats négatifs.

Nous sommes assez porté à croire que l'affection qui règne épizootiquement, en automne, sur les bœufs des plaines de l'Urugay, et dont M. Callot a donné une très-intéressante relation dans le *Recueil de médecine vétérinaire du 15 avril* 1880, est aussi une fièvre pernicieuse palustre, ayant beaucoup d'analogie avec celle des bœufs de l'Algérie, si elle n'est pas de nature absolument identique. Les symptômes sont les mêmes et les lésions cadavériques, qui n'ont rien de constant dans les deux maladies, se ressemblent assez cependant pour pouvoir être considérées comme l'œuvre du même facteur, d'un principe infectieux qui tue plutôt par empoisonnement que par la destruction de tel ou tel organe d'élection.

Dans les *Esquisses de Climatologie comparée* de M. le docteur Pauly, médecin eu chef de l'hôpital d'Oran, Paris 1874, on lit le passage suivant, à la page 62:

« Les animaux domestiques éprouvent l'action des marécages, cela n'est pas douteux, *quoiqu'on n'ait pu constater, chez eux, les phénomènes propres de la fièvre intermittente*. Il est certain qu'une foule d'épizooties ont été observées dans le voisinage des marais. Dupuy a vu périr, de maladies semblables à la fièvre intermittente, un troupeau de bœufs qui avait pâturé dans une prairie très marécageuse. En 1826, un débordement de la Meuse détermina une épizootie chez les chevaux, qui moururent en grand nombre (Colombat, de Besançon). Lancisi dit qu'en 1712, pendant une endémie de Malaria, une épizootie enleva 30,000 bœufs dans la campagne de Rome. La rupture de la rate est une cause de mort qui n'est pas rare chez les chèvres, dans cette même campagne romaine. On sait que les anciens jugeaient de la salubrité d'un pays par l'observation des entrailles des animaux. »

D'après notre analyse étiologique, nos observations symptomatologiques, nos constatations nécropsiques et nos recherches bibliographiques, nous ne voyons pas à quelle autre conclusion diagnostique que celle de : « *Fièvre palustre pernicieuse*, » on pourrait s'arrêter et c'est, du reste, pour cela que nous réclamons le secours des lumières de plus compétents que nous. Nous n'avons pas la prétention de croire que ces prémices ne sauraient être erronées et qu'il ne leur est pas réservé le même sort qu'aux théories qui paraissent, à l'abord, les plus judicieuses, et que le temps, ce grand justicier, fait, tôt ou tard, condamner.

TRAITEMENT. — Avant d'en finir avec ce trop long article sur la fièvre palustre des bœufs, nous devons dire quels sont les divers traitements antiseptiques antibioïques, parasiticides des microbes, ceux capables d'entraver l'action zymotique, que nous avons employés, concurremment avec les stimulants, et auxquels il est peut-être inutile de recourir à nouveau, attendu que nous les avons administrés aux doses les plus efficientes et qu'ils ne nous ont nullement aidé à arracher nos malades à la mort. Nous les avons préférés parce qu'ils paraissaient avoir le plus de chance de succès ; mais le mal a constamment déjoué nos efforts.

Nous avons donné l'acide salicylique (le meilleur antiseptique), le salicylate de soude (antipyrétique très recommandé), et l'acide phénique (puissant apyrétique), aux doses thérapeutiques les plus élevées. Nous avons, en outre, essayé le biborate de soude (excepté sur les vaches en état de gestation), l'acide borique, l'acide chromique, les sulfites alcalins (préconisés dans les maladies déterminées par les ferments morbifiques), l'hyposulfite de soude, le permanganate de potasse (un antizymotique qu'on dit excellent), l'acétate d'ammoniaque, l'essence de térébenthine, l'infusion de feuilles d'eucalyptus, le sulfate de fer, la gentiane, l'alcool, l'absinthe, le rhum, le vin blanc et la teinture d'iode.

Nous avons employé aussi, comme spécifique ou comme *dominante*, les injections hypodermiques de sulfate de quinine, dissous dans dix fois son poids d'eau de Rabel et les injections de sulfo-vinate de quinine, dissous dans cinq fois son poids d'eau distillée : cinq grammes de sel toutes les deux ou trois heures. Mais, pour ces deux médicaments, nous n'avons pu, jusqu'à présent, à cause de leur prix assez élevé, faire un nombre suffisant d'expériences, ni peut-être administrer assez de cette quinine à chaque malade, pour être autorisé à formuler des conclusions irrévocables. Si cette affection des bœufs de l'Algérie pouvait, comme la fièvre palustre de l'homme, être justiciable du sulfate de quinine, notre opinion sur la nature de la maladie serait fortement corroborée par l'application de ce principe généralement vrai : « *naturam morborum curationes ostendunt.* »

Nous avons également prescrit, plusieurs fois, l'arséniate et le sulfate de strychnine (en injections sous-cutanées ; car nous ne comprenons pas autrement la médecine active des ruminants) et notre traitement n'a pu triompher du mal ; mais ces expériences ont également besoin d'être continuées.

Il reste encore à essayer le sulfure de calcium, dont l'action antizymotique devient de moins en moins incontestable.

PROPHYLAXIE. — Des conditions étiologiques que nous avons signalées, on peut déduire une indication prophylactique essentielle et facile à comprendre : comme il vaut beaucoup mieux *prévenir que d'avoir à guérir* (n'est-ce pas la suprême aspiration que la médecine doit chercher à réaliser ?), ce qu'il faut se borner à faire, à présent, en dehors des expériences, *c'est de ne jamais envoyer de bœufs européens aux pâturages avant que ces animaux soient complètement acclimatés*, ou de n'en mettre que quelques-uns, à titre d'essai, dans les prairies dont on ne connaît pas encore la salubrité, surtout lorsque les influences climatériques et climatologiques donnent le plus à redouter.

Ces indications nous semblent sortir, toutes tracées, des faits que nous venons d'exposer et nous ne voyons point, en ce moment, de meilleur palladium pour réfréner les ravages du ferment malarique d'un fléau qui est capable d'anéantir les troupeaux.

Devant une éventualité aussi menaçante, on ne saurait être trop prudent ; on ne saurait trop se méfier des prairies miasmatiques ; on ne saurait trop redouter l'action des microbes qui, dans le cas présent, se montrent d'une puissance nocive aussi redoutable que celle des bactéridies du sang de rate. Malgré tous les avantages économiques qui pourraient, à première vue, faire préférer le pâturage en Algérie, il faut renoncer à celui-ci, pour les bœufs européens, pendant l'année ou les deux années qui suivent leur arrivée.

On voit quel est l'intérêt pratique qui s'attache à cette question vitale de la colonie et l'on nous excusera de nous y être arrêté aussi longtemps. On comprendra aussi pourquoi nous voulons encore renouveler l'appel tout particulier que nous avons fait à nos spécialistes des études micrographiques et à tous nos laborieux collègues de l'Algérie : nous espérons qu'à la prochaine occasion nous trouverons chez eux le plus bienveillant concours pour obtenir la clé de cette énigme nosogénique que nous n'avons pu déchiffrer. Nous voulons parler de la découverte de l'agent fébrigène, cette découverte qui est aussi, comme on le sait, le *desiratum* de la nosologie de la fièvre palustre chez l'homme ; car il nous semble que les Médecins n'ont pas, non plus, trouvé la solution exacte de ce difficile problème étiologique. Bien que les hypothèses ne soient guère autorisées, nous dirons cependant, pour terminer cet article, que notre intime conviction, à propos de l'influence causale primordiale que nous cherchons, c'est que le facteur morbigène à incriminer n'est autre qu'un microbe spécial, un schizomicète ou ferment quelconque (on ne s'expliquerait pas autrement la longue durée de la période d'incubation), dont la découverte pourra seule déterminer la nature propre de la maladie sur laquelle nous avons cru utile d'appeler l'attention de tous ceux qu'elle doit intéresser.

La maladie a continué ses ravages dans la grande et belle ferme dont nous avons parlé, et voici ce que nous a écrit, à ce sujet, le propriétaire, qui veut bien nous tenir au courant des dures épreuves que lui inflige si injustement le fléau en question :

« Dans l'été de 1881, la maladie a, comme vous le savez, fait une nouvelle apparition ; elle a frappé surtout sur les veaux : *tous les élèves de mes bêtes européennes* (à part une génisse et deux veaux mal venus et mal développés), sont morts. Ces jeunes bêtes *ont été, sans doute, trop tôt ou mal à propos menées aux champs* ; mais il n'y a, dans cet événement, *rien de bien caractéristique* (1). Une génisse de 18 mois, que j'avais achetée à M. A..., a été très-malade ; elle est restée en convalescence plusieurs mois ; pendant l'hiver, elle s'est complétement rétablie. Plusieurs vaches ont été malades : une tarentaise a failli mourir et une superbe durham, provenant de chez M. A..., a succombé (cette dernière vache venait de passer un an à Mustapha-Supérieur, où elle s'était toujours très bien portée, *même en été*). La maladie était bien la même que celle que nous avons observée : diminution du lait, perte d'appétit, abattement, faiblesse du train postérieur, etc. Ainsi donc, dans cet été de 1881, *à part les veaux, à la mort desquels il ne faut pas trop s'attacher, puisque, ayant été conduits aux champs, ils ont été exposés à des influences multiples*, il y a à remarquer que les vaches *en stabulation permanente* (2) ont été atteintes ; que toutes celles qui ont été frappées ne sont pas mortes ; et que la seule qui ait succombé (la durham). était une vache née dans le pays, mais appartenant aux races européennes.

» L'été de 1882 m'a été plus funeste : mes quatre dernières vaches européennes importées (3 tarentaises et une hollandaise), sont mortes. Une des victimes allait mettre bas et, quelques heures avant sa mort, elle a avorté d'une génisse mort-née. Un autre vache tarentaise et une vache de race européenne, mais née dans le pays (à El-Biar), ont été très malades et sont aujourd'hui complètement guéries.

» Les 6 vaches en question étaient tenues toutes en stabulation permanente.

» La maladie a débuté au commencement de juin et a frappé d'abord deux génisses : celle qui venait de chez M. A. . . et qui avait été malade l'été précédent, et une des génisses ache-

<hr>

(1) Notre ami persiste à innocenter son pâturage.

(2) Le gérant de la ferme nous a dit que le troupeau sortait deux fois par jour pour aller boire à la rivière (c'est ce qui nous a suggéré l'idée d'envoyer à M. Toussaint de l'eau croupissante de cette rivière en même temps que celle des fossés du pâturage) et ce n'est que plus tard qu'il n'est plus sorti que pour aller boire à l'abreuvoir situé dans la cour, à quelques pas de l'étable, et alimenté par de l'eau de puits.

tées à M. V..., une très jolie bête qui, jusqu'alors, n'avait rien éprouvé. Ces deux bêtes sont mortes après plusieurs jours de maladie ; *elles allaient au pâturage* (1). Voici, pour ces vaches et pour ces génisses, les renseignements que je trouve dans les lettres de mon régisseur :

« 22 juin. Une des vaches tarentaises est malade ; elle a perdu l'appétit et maigrit à vue d'œil. On lui administre de la gentiane qui lui fait peut-être du bien, mais qui ne la rétablit pas. Aucun symptôme extérieur : nous sommes aux prises avec une maladie interne. Bon œil, gaîté ; l'appétit seul fait défaut et presque complètement. On donne des betteraves : c'est la seule chose que la malade veuille manger. Je l'ai fait mettre à part, par mesure de précaution. Les autres se portent bien. »

« 27 juin. — La maladie de l'année dernière commence à se manifester sur les vaches ; il y en a maintenant trois d'atteintes (3 tarentaises), et celle dont je vous ai parlé, dans ma dernière lettre, est réduite à l'état de squelette. J'ai peur que toutes les bêtes soient prises, si l'on ne change pas les conditions dans lesquelles elles sont placées. Je trouve la vacherie bien aménagée, mais elle me paraît complètement inhabitable en été. La toiture est trop basse ; non-seulement l'air manque, mais l'atmosphère ambiante est encore empoisonnée par les émanations de la fosse à fumier qui est beaucoup trop près. Malgré les fréquents arrosages et tous nos moyens d'aération, la température est de 27°. L'écurie des bœufs de travail, qui se trouve à côté, est plus saine : elle est plus élevée, mieux aérée, et la température s'y maintient en tout temps à 15 ou 16°. Aussi, à peine les vaches ont-elles passé deux jours dans cette écurie que déjà l'appétit leur revient et qu'un mieux se manifeste.

« Je vous conseille donc d'élever le faîtage de l'étable, de faire de grandes ouvertures et d'éloigner la fosse à fumier. »

« 1ᵉʳ juillet. — La maladie des vaches sévit, de l'instant, avec toute l'intensité que vous lui connaissez. La première vache malade, qui m'avait paru se relever, et dont je croyais pouvoir assurer la guérison, est morte le 28 juin. L'autopsie, faite en présence de M. X..., vétérinaire, a révélé une altération complète du sang. M. X... partage mon avis et déclare que la maladie provient du manque d'air et de la mauvaise disposition de la vacherie. Depuis trois jours, les deux dernières tarentaises et la hollandaise sont atteintes et en traitement ; elles

____

(1) On ne pourra pas, pour elles, accuser l'étable.

sont même isolées. On leur fait prendre chaque jour, en trois
fois, dans deux litres de tisane de plantes aromatiques variées,
1 gramme 50 de sulfate de quinine, *50 grammes de sulfate de
fer* et 50 grammes de camphre.

Pour régime, barbotages de son ; peu de luzerne. Promenades au grand air.

Je crains fort que toutes les vaches qu'on a gardées *en stabulation permanente* ne soient atteintes ; celles qui sortent se
portent bien (1).

La fièvre s'est montrée aussi sur plusieurs ouvriers, qui ont
été très malades (2).

« 11 juillet. — Les quatre premières vaches malades sont
mortes. Il y en a encore deux autres d'atteintes, mais moins
gravement, car *elles continuent de donner du lait.* M. X...,
étant empêché, j'ai dû faire venir son collègue, M. Y..., qui
a prescrit le traitement suivant : Asa fœtida, 20 grammes ;
aloës, 80 grammes ; sel ammoniac, 10 grammes ; un paquet,
chaque matin, dans deux litres d'eau. 2 fois par jour, un la-
vement avec un peu d'aloës. Régime sec ; pas ou peu de vert.
Du grand air. »

» 14 juillet. M. Y..., constatant que son premier traitement
n'a produit aucun effet, le remplace par l'administration de la
noix vomique et de l'azotate de potasse dans la tisane de graine
de lin et d'écorce de saule. On donne aux malades ce qu'ils
veulent manger et on les fait coucher dehors. »

» Ainsi qu'il est dit ci-dessus, on ne sauve que la vache tarentaise et la vache de race européenne, lesquelles n'ont jamais
été sérieusement malades puisqu'elles n'ont pas cessé de donner du lait.

» Un taureau de race européenne, acheté chez M. P..., à
El-Biar, a passé tout son été en stabulation permanente, dans
l'écurie des chevaux qui est exposée au nord et beaucoup plus
fraîche que les étables : ce taureau n'a pas ressenti le moindre
malaise.

» Les jeunes veaux, qui, pendant tout l'été, sont restés aussi
en stabulation permanente, dans une écurie fraîche, n'ont pas
été malades et je les ai retrouvés en parfait état.

» Durant cet été, tous les animaux, sans distinction, n'ont
été abreuvés que dans l'abreuvoir de la ferme, qui est couvert
et alimenté par la noria (3).

---

(1) Il ne faut pas oublier qu'elles ne sont pas du tout de même origine : celles *qui vont
dehors et se portent bien* sont des indigènes ou des européennes acclimatées.

(2) Ils n'étaient cependant pas tenus enfermés.

(3) Rien ne prouve que ce ne soit pas l'eau de cet abreuvoir qui recèle la cause du
fléau.

» Je conclus de tout cela qu'il faut absolument éliminer, comme agents morbigènes, l'eau et les pâturages. En effet, tous les animaux ont bu la même eau, tous ont reçu la même nourriture. La *petite bête* n'est pas là. Est-elle dans l'air de l'étable, comme l'affirme mon régisseur ? Pas davantage : attendu que les vaches malades et celles qui ne l'ont pas été ont toutes respiré le même air. Que nous reste-t-il comme cause de la maladie ? *L'influence continue d'une température chaude, sur des individus non acclimatés* (1).

» J'avais pensé, l'an dernier, que l'influence exercée par la chaleur directe du soleil était seule la cause déterminante de la fièvre. L'exemple de cette année me prouve que, même à l'abri du soleil, les bêtes exposées à l'action d'une chaleur continue et un peu excessive sont frappées par la maladie (2).

---

(1) On peut appliquer, à l'assertion de notre ami, l'objection qu'il oppose à l'affirmation de son régisseur : « Les vaches malades et celles qui ne l'ont pas été ont toutes subi l'influence continue d'une température chaude. » L'immunité des bêtes indemnes ne prouve rien contre l'existence de telle ou telle cause nocive ; elle montre seulement la puissance dont sont doués certains organismes, certains individus ou certaines races, pour résister aux atteintes des agents morbifiques. Quelle que soit la cause, il est évident qu'elle s'est exercée sur les bêtes malades et sur les bêtes restées bien portantes ; car les unes et les autres ont été constamment dans les mêmes conditions. On ne doit voir là qu'une question de résistance individuelle. Il n'y a, du reste, que les bêtes indigènes et les européennes acclimatées qui ont résisté, puisque toutes les tarentaises, moins une, et toutes les hollandaises, nouvellement importées, ont succombé aux atteintes de la même maladie.

(2) Il ne nous paraît guère possible d'accuser la chaleur, si nous nous rappelons que la première apparition du fléau se fit en plein hiver (les 18 premières victimes moururent en novembre, décembre et janvier), alors que la température algérienne est certainement bien au-dessous de celle que les animaux venant d'Albertville avaient supportée chez eux durant les étés. Les jeunes veaux qui étaient logés dans l'étable, à côté de leurs mères, auraient dû succomber aussi et même des premiers, tandis qu'ils furent épargnés, ce qui nous fait dire qu'ils durent leur exemption à ce qu'ils n'allaient pas sur le pâturage et à ce qu'ils ne buvaient que du lait, jamais d'eau suspecte. Ces animaux ne moururent, en effet, que lorsqu'on changea leur régime. Si l'air chaud et confiné de l'étable était la cause de l'affection, celle-ci devrait régner en permanence en Algérie et même en France, attendu que la plupart des étables sont de véritables étuves manquant absolument d'aération. Si nous avions affaire à de la fièvre *climatérique* (due exclusivement aux fortes chaleurs), et non à de la fièvre **miasmatique** (causée par l'infection d'un miasme quelconque), comme le soutient le propriétaire, cette affection ne devrait apparaître qu'en été et jamais en hiver, et, en outre de cela, elle devrait incontestablement ravager toute l'Algérie : car il y fait très chaud partout durant la saison des grandes chaleurs ; la maladie ne saurait avoir de lieu de prédilection, et les fermes bien dirigées ne devraient pas être les premières atteintes. Tous ceux qui, en Algérie, possèdent des bœufs européens, tous les laitiers des environs d'Alger qui ont de magnifiques vaches françaises (*tenues en stabulation permanente*), tous ces propriétaires devraient perdre leurs animaux en été, si l'excessive température était à elle seule capable de les tuer. Ils n'en perdent pas, heureusement : surtout ceux qui tiennent leurs bêtes enfermées toute la journée. La superbe vache Durham qu'a perdue notre ami était née en Algérie : elle y avait déjà très bien passé cinq étés, à différents endroits, quand elle est venue trouver la mort dans la funeste ferme. Faut-il rappeler encore que les quatre vaches (deux ta-

» Il est curieux d'observer que cette année, la fièvre a commencé à sévir sur les ouvriers de la ferme au moment où la maladie régnait sur les vaches. Ne serait-ce pas la même affection qui attaquerait les hommes et les animaux ? En tout cas, ce sont les mêmes influences extérieures qui favorisent la mise en action de la cause efficiente.

» Il paraît bien démontré, par les divers exemples que nous avons eus, que cette fièvre est tantôt foudroyante ou pernicieuse; tantôt elle traîne le malade pendant 8, 15 jours et 3 semaines ; tantôt enfin elle est bénigne et les animaux guérissent pour ainsi dire sans traitement.

» Des bêtes qui avaient été malades l'an dernier, et qui s'étaient rétablies, loin d'être restées indemnes cette année, ont, au contraire, succombé les premières.

» Quelle est la cause déterminante de cette fièvre ? De même que pour la fièvre humaine, il me paraît difficile de dénoncer sûrement le vrai coupable. Vous, vous cherchez la *petite bête*, le miasme, le microbe. Moi, j'accuse l'influence physique ou chimique exercée, par une atmosphère imprégnée d'humidité, sur le sang de l'individu soumis à une température excessive et à laquelle il n'est pas habitué. En un mot, si j'étais médecin, je chercherais à me rendre compte de l'effet physique produit, sur le sang et sur le système nerveux, par une chaleur intense et prolongée. Ne croyez-vous pas à cette influence morbide sur tous les êtres et principalement sur ceux qui ne sont pas acclimatés ? Une machine de précision réglée dans un pays froid ne fonctionne plus régulièrement dans un pays chaud. Il y a là une cause physique qui pourrait bien agir aussi sur les êtres vivants, et cela en raison directe de leur manque de disposition à s'accommoder dans leur nouveau milieu.

» Les moyens préventifs que je conseillerais se déduisent facilement des considérations étiologiques que je viens d'exposer : ils se résument, du reste, dans ces deux mots « *fraîcheur et aération sèche.* »

» Quant au traitement curatif, je crois, comme vous. qu'il n'est point encore découvert. On n'a guéri, jusqu'à présent, que les manifestations bénignes du fléau, que les animaux légèrement atteints ou ceux doués d'une très grande force de résistance.

---

rentaises et deux hollandaises) des deux derniers convois, qui sont restées à Alger et qui n'ont jamais mis le pied dans la ferme, n'ont jamais cessé, jusqu'à ce jour, de se très bien porter ? Il nous semble que c'est se montrer bien récalcitrant devant l'évidence en se refusant à croire que la cause de la maladie est inhérente aux conditions spéciales dans lesquelles se trouvent les animaux de cette ferme.

» Comme conclusion, bien que je sois un sinistré qui ait payé un tribut capable de décourager les plus ardents pionniers de la colonisation, je me montrerai moins pessimiste que vous paraissez l'être. Je crois qu'il est possible d'importer ici des bœufs européens ; mais à la condition d'avoir des installations particulières et de soigner les bêtes avec une attention soutenue. Les bœufs européens pourront s'acclimater à la longue et devenir plus rustiques ; mais je ne crois pas que cela soit au bout de deux ni même de trois ans. Il faudra davantage de temps. »

Bien que cette notice soit des plus intéressantes, il n'en faut pas moins conclure (après les objections que nous avons dû inscrire dans les renvois qui y sont annexés) que la cause déterminante de la fièvre maligne des bœufs de l'Algérie est encore à trouver, et que les vétérinaires et les colons doivent concerter tous leurs efforts pour la chercher. Nous engagerons d'abord notre ami et nos Collègues à envoyer à M. Pasteur, du sang des malades (recueilli à l'abri de l'air, dans des tubes désinfectés et hermétiquement fermés), afin que l'illustre Professeur de l'Ecole normale supérieure puisse nous dire si nous avons à faire à une infection microbienne.

LA FIÈVRE PERNICIEUSE DES BŒUFS EN TUNISIE

Notre collègue et ami, M. Blaise, vétérinaire en premier du 1ᵉʳ hussards, qui vient de parcourir la Tunisie avec une de nos principales colonnes expéditionnaires, a bien voulu, pour contribuer à compléter notre étude, nous faire part des observations curieuses qu'il a recueillies sur les bœufs des troupeaux d'approvisionnement de l'armée. Nous copions ses notes :

» Je suis intimement convaincu, depuis longtemps, qu'en Algérie la malaria attaque non-seulement les bœufs, comme vous le démontrez dans votre mémoire, mais encore le cheval, le chien et même le chameau.

» Je viens de constater que cette maladie règne également en Tunisie, de sorte que pour étayer mon assertion il me suffirait de vous relater les observations que j'ai consignées dans mes notes prises durant l'expédition ; mais, comme on ne saurait trop mettre de faits à l'appui d'une idée nouvelle, je vais vous résumer succinctement tout ce que contiennent mes tablettes sur la fièvre palustre des bœufs en Afrique. Permettez-moi de vous dire, en commençant, que je préfère l'appellation de *fièvre pernicieuse* à celle de fièvre maligne, parce qu'elle fait mieux connaître la nature du mal (1).

» En 1873, j'ai déjà relaté un cas de fièvre intermittente sur un chien. J'en ai eu d'autres à traiter depuis et ils ont cédé au sulfate de quinine, qui n'a aucune action sur les accès fébriles ordinaires. Je dois ajouter qu'à Biskra il est impossible de garder un chien, à partir du mois de juin jusque vers le milieu d'octobre, si l'on ne veut risquer de le voir mourir rapidement d'une fièvre bilieuse rémittente. J'ai autopsié plusieurs cadavres et, chez tous, j'ai trouvé des rates et des foies en très mauvais état et presque toujours très manifestement congestionnés ou sous le coup d'un travail inflammatoire.

» En été, les chiens font comme nous : ils recherchent les lieux humides, l'ombre, la fraîcheur. Ils vont se désaltérer dans des mares infectes et restent souvent couchés dans le marais. J'ai possédé un sloughi qui passait toutes ses journées au-dessous de ma maison, dans une séguia transportant tous les détritus de la ville. En plein été, ce grand animal venait très souvent m'éveiller à trois heures du matin et cherchait, par tous les moyens, à pénétrer dans mon lit pour se réchauffer. Les nuits étaient cependant loin d'être froides ; car, de minuit à quatre heures du matin, mon thermomètre n'indiquait jamais moins de 32° centigrades. La sensation de froid se traduisait chez mon chien par des tremblements généraux, et j'ai pu constater que la période algide ne durait guère plus d'un quart d'heure.

» Je laisse le chien pour passer au cheval et au bœuf. Le 1ᵉʳ janvier 1882, après la razzia de la tribu des Ouled-Ayar, nous vînmes camper à deux étapes de Gafsa, en un point connu sous le nom de Sidi-ben-Aoun. Notre camp fut placé au-dessus d'une rivière à fond sablonneux, alimentée pendant toute l'année par des sources que l'on trouve au milieu même de son lit. En un certain point, cet oued déversait son contenu dans une gorge et irriguait ensuite une petite vallée qui était couverte d'une assez belle végétation composée de graminées, de légumineuses et de joncs. Ce lieu de campement paraissait très bien choisi. Le terrain sur lequel nous campions n'avait certainement pas été cultivé depuis l'occupation romaine, aussi les monticules étaient-ils couverts de touffes d'alfa de toute beauté. Les cavaliers arrachèrent bon nombre de ces touffes, pour leurs chevaux, et tous ceux qui avaient

---

(1) A présent que nous voyons notre opinion soutenue par celle d'un expert aussi autorisé, nous n'hésitons plus à affirmer l'existence de la *fièvre palustre des bœufs* et à lui donner le véritable nom qui lui convient.   D.

besoin de bois coupèrent les branches des tamarisques bordant la rivière et ombrageant les endroits marécageux. Nous avions un temps superbe ; il faisait aussi chaud qu'au mois de mai. L'état sanitaire des hommes et des animaux était parfait. Le 4 janvier, à 9 heures du matin, je fus averti qu'un cheval du 31° d'artillerie avait été pris la veille d'un violent frisson et que toute sa peau s'était ensuite couverte de sueur. On s'était contenté de le bouchonner ; mais l'accès venait de se renouveler vers huit heures, et l'animal y avait succombé quand je suis arrivé. D'après le dire du Commandant, cette pauvre bête s'était mise à grelotter et elle était tombée sur le sol en poussant un long cri. Je crus à une rupture d'anévrysme ; mais, à l'autopsie, je reconnus que le cœur et tous les gros vaisseaux étaient sains. Le sang n'était pas coagulé ; il était sirupeux et reflétait une teinte d'un noir jaunâtre. Les réseaux veineux des mésentères étaient très apparents. Le foie avait perdu de sa consistance et son tissu se déchirait facilement. La rate avait pris un développement énorme ; elle pesait 9 kilogrammes 800 grammes; elle avait refoulé les intestins dans la partie postérieure de l'abdomen. Je crois que ce cheval a succombé à un accès pernicieux déterminé par les miasmes paludéens qui s'étaient échappés des marais mis à nu et du sol défoncé par les piétinements des troupiers et des animaux de la colonne. Je n'ai pas pu admettre l'existence de la fièvre charbonneuse, parce que ni les moutons ni les bœufs de notre troupeau n'ont été frappés, et aussi parce que des inoculations faites à un âne n'ont produit aucun effet. J'avais, du reste, d'autant plus de raison d'accuser le miasme palustre que j'ai dû, le même jour, me compter parmi ses victimes les plus sérieusement atteintes. Jusqu'au mois de juin, gens et bêtes purent jouir cependant d'une assez bonne santé, au milieu d'un pays marécageux plus ou moins inondé et dont la puanteur de l'air allait toujours empirant. L'approche des fortes chaleurs devait donc nous causer les plus vives inquiétudes. Mes pressentiments ne se réalisèrent que trop bien, hélas ! car, dans le courant des mois de juin, juillet et août, les accès de fièvre vinrent souvent me tracasser et je ne fus certainement pas le seul à payer mon tribut à la malaria.

« Mais revenons à mes clients : Le 10 juin au matin, je fus très embarrassé en présence du cadavre d'une vache qui, la veille, lors de sa rentrée au parc, se portait très bien, et que les soldats préposés à la garde du troupeau avaient trouvée morte au réveil. Cette bête était mère depuis 4 jours. Le veau jouissait d'une santé parfaite et nous l'avons mangé quelque temps après. Le cadavre était ballonné outre mesure; le rectum faisait hernie, en dehors de l'anus, sur une longueur d'un décimètre environ ; la bouche était remplie de bave écumeuse ; la raideur cadavérique s'était emparée de tous les tissus. Je ne remarquai aucune ecchymose dans le tissu cellulaire sous-cutané ni dans les muscles, qui reflétaient une légère teinte rouge clair. Rien d'anormal dans les poumons. Le sang qui remplissait le cœur et les gros vaisseaux veineux était mi-fluide et d'un noir foncé avec un reflet jaunâtre. Pas d'ecchymoses sur le cœur ; mais l'endocarde est teint en rouge par le sang : cette couleur foncée ne céda pas aux lavages. Le foie était congestionné, gorgé de sang. La rate, monstrueuse, unie, pesait 10 kilogrammes 800, au lieu de 500 à 550 grammes. Pas la moindre tumeur dans les mésentères ni sous les lombes. Les muscles, abandonnés à l'air, ne sont pas noircis. J'ai inoculé un âne qui n'a absolument rien ressenti.

« Pendant le restant du mois de juin et le 2 juillet, j'eus à enregistrer trois autres pertes en tous points analogues à celle qui précède.

« Les deux premières vaches dont j'eus à constater la mort étaient mères depuis peu de jours lorsqu'elles furent tout à coup frappées par cette maladie mystérieuse, qui tue si rapidement qu'il m'a été impossible de la voir à l'œuvre. J'ai remarqué, comme vous, qu'elle préférait les bêtes européennes ou croisées, aux indigènes, et les quatre victimes que je vous signale indiquaient suffisamment, par leur taille, qu'elles n'étaient pas d'origine africaine. Trois de ces vaches étaient fraîches-vêlées, ce qui aurait pu me faire croire à la fièvre vitulaire ; mais, à l'autopsie, je n'ai rien découvert qui révélât l'existence de cette maladie. Quant à la dernière victime, il eût bien fallu chercher une autre affection que les suites du part, puisque la bête n'avait pas mis bas. Dans les quatre cas, j'ai trouvé des rates énormes, pesant de 10 à 11 kilogrammes (1), lisses et gorgées de sang noir un peu épais.

« Vous pensez bien que je n'ai pas manqué de faire des inoculations : j'ai inoculé tous les animaux d'expériences que j'ai pu me procurer, des ânes, des moutons et même une gerboise. Jamais ces animaux n'ont ressenti le moindre malaise à la suite de mes piqûres. J'ai donc diagnostiqué la fièvre pernicieuse, et cela avec d'autant plus de conviction que ce n'était pas la première fois que j'observais cette maladie.

---

(1) Le poids moyen de la rate, chez un bœuf arabe donnant de 100 à 120 kilogr. de viande nette, est de 500 grammes ; il augmente d'une façon notable au printemps ; à partir du mois de mars, cet organe se gonfle, son tissu se ramollit et se gorge de sang : il peut alors peser de 700 à 800 grammes. C'est là un fait purement physiologique, un phénomène tout naturel occasionné par l'abondante nourriture que les animaux trouvent dans les pâturages.

« Vous savez qu'à Miliana j'étais fréquemment appelé à traiter le bétail des colons. Dans la plaine du Chélif, j'ai constaté
de nombreux cas de charbon avec tumeurs externes ; mais je
me suis trouvé bien plus souvent aux prises avec la fièvre palustre qu'avec le sang de rate et le charbon symptomatique,
et je l'ai toujours vue se développer pendant la saison chaude
ou au commencement de l'automne.

« En 1880, la mortalité fut trés grande à Duperré, à Lava-
rande, à Affreville, aux Djendels, etc... et je fus désigné
pour aller étudier la maladie qui sévissait ainsi sur les troupeaux. A cette époque, tout était charbon, disait-on ; mais ce
qui m'étonnait, c'est que dix lapins inoculés ne moururent pas.
(Aux Matmatas seulement, je trouvai du sang de rate avec
tous ses caractères classiques, et deux lapins inoculés succom-
bèrent). Dans la ferme de M. X..., à 6 kilomètres de Duperré, dans un coude formé par le Chélif, les pertes furent assez nombreuses et la maladie s'attaqua particulièrement aux
jeunes bêtes de 6 mois à un an. Je trouvai toutes les lésions
que je viens de vous décrire, avec cette seule différence que le
sang était violet. Il n'existait d'ecchymoses nulle part. Qua-
rante-huit heures après la mort, la chair était encore très belle. C'est à partir de cette époque que l'idée de fièvre pernicieuse me vint à l'esprit, parce qu'il était impossible de s'ap-
procher de l'endroit où le troupeau s'abreuvait, tant était forte
l'odeur sui generis de pourri et de savon putréfié qu'il dé-
gageait.

« Mon diagnostic fut confirmé par les résultats que j'obtins
en engageant le propriétaire à éloigner ses bœufs du foyer
d'infection et en lui recommandant bien de ne les abreuver
qu'en amont de sa ferme, où l'eau coulait belle et limpide.

» Dernièrement encore, j'ai trouvé, dans une ferme située
sur la rive gauche de l'Oued Boutan, petit ruisseau à demi-des-
séché et dégageant une odeur infecte, une jolie vache franco-
arabe qu'on me présenta comme étant morte subitement. La
chair était très belle et les Arabes la mangèrent après avoir
coupé le cou *in extremis* à la malheureuse bête. La rate pesait
12 kilogr. D'après les renseignements qui me furent fournis
par le fermier, l'eau du puits ayant fait défaut pendant deux
jours, le troupeau avait dû boire l'eau bourbeuse et puante de
l'Oued Boutan. Plusieurs bêtes avaient été prises tout à coup
de fièvre, et cette fièvre se traduisait par des frissons très violents et des claquements de dents.

» La maladie cessa dès qu'on put faire boire l'eau de puits; et
c'est heureux que cette eau ne tarda pas à reparaître, car on
eût eu certainement plus d'une perte à déplorer ».

Bien que nous ayons déjà donné des porportions démesurées à cet article sur la fièvre pernicieuse des bœufs, nous croyons devoir encore reproduire ici une note très intéressante que vient de publier, dans le *Répertoire de médecine dosimétrique*, un praticien d'une grande expérience, M. Camoin père, vétérinaire à Boufarik :

DE L'IMPALUDISME

» L'impaludisme, ou fièvre des marais, est assez fréquent sur l'espèce bovine en Algérie ; car malgré la grande extension que l'on donne à l'agriculture, dont le premier résultat est de détruire les marais, il faudra encore du temps pour que le dessèchement soit effectivement opéré. En attendant la réalisation de ce grand progrès agricole, si nécessaire à la conservation de la santé de l'homme, nos bestiaux sont décimés tous. les ans par l'intoxication miasmatique qui a sa source dans les contrées marécageuses.

» C'est pendant l'été, à l'époque des grandes chaleurs, alors que se montre le charbon, qu'on voit apparaître la fièvre palustre sur les animaux, en même temps qu'elle attaque les hommes. Mais la gravité bien connue de l'impaludisme, sur nos bestiaux, se trouve augmentée par une certaine similitude pathologique, qui fait confondre cette maladie, par beaucoup de propriétaires-fermiers, avec la fièvre charbonneuse, confusion d'autant plus regrettable qu'elle augmente des pertes de bestiaux que l'on pourrait souvent éviter. En effet, ces propriétaires-fermiers, qui considèrent le charbon comme toujours mortel, ne donnent aucun soin aux animaux atteints de la fièvre palustre.

» Cependant, ces deux maladies, bien qu'elles aient quelque similitude pathogénique et pathologique, présentent des différences assez tranchées pour qu'elles ne puissent être confondues, même par les personnes les moins habituées aux maladies des bestiaux. Il suffit d'avoir vu la promptitude avec laquelle se déclare le charbon et sa terminaison rapide, et de les comparer avec la lenteur relative de l'impaludisme qui met souvent plusieurs jours pour se manifester et qui n'arrive, en général, que lentement à sa terminaison. Ce laps de temps est bien suffisant pour appliquer un traitement efficace, capable d'arrêter les progrès de cette intoxication.

» Voici les symptômes qui dénoncent cette maladie infectueuse : abattement, faiblesse dans la marche, qui est lourde

et embarrassée, aussi le bœuf reste longtemps couché et ne se
lève qu'avec peine et difficulté ; il refuse de manger et cesse de
ruminer ; sa bouche est pâteuse, chaude ; la peau, les cornes
et les oreilles sont alternativement chaudes et froides ; la température rectale varie entre 39 et 40°, tandis que le pouls reste
faible, petit et fréquent ; la respiration est courte et accélérée ;
les sécrétions et les excrétions sont ralenties.

» Le bœuf traîne ainsi langoureusement un état fébrile qui le
consume lentement, jusqu'à ce que la dépression des forces
arrive au degré comateux, avec tous les signes d'une anémie
incurable, avant-coureur d'une mort prochaine, laquelle survient ordinairement du huitième au douzième jour.

» Or, rien dans les symptômes ni surtout dans la marche de
cette maladie ne peut la faire confondre avec le charbon. Ce
ne serait que par son étiologie qu'elle pourrait s'en rapprocher.

» Malgré que la fièvre palustre ait une terminaison presque
toujours fatale lorsqu'elle est abandonnée à elle-même, on peut
cependant en obtenir la guérison, surtout dès son début et
même à sa période d'état, par des moyens à la fois hygiéniques et prophylactiques. En effet, il est parfaitement reconnu
que l'impaludisme ne s'observe que sur les bestiaux qui sont
livrés au pâturage permanent, tandis que ceux qui sont nourris à la ferme en sont épargnés, alors même que la ferme se
trouve placée dans des conditions palustres, preuve que l'intoxication qui survient chez les animaux résulte principalement de l'usage qu'ils font des herbages souillés par les effluves miasmatiques et des eaux qui sont plus ou moins saturées
de ces miasmes. Aussi, on ne saurait trop recommander de ne
jamais conduire les troupeaux au pâturage quand les herbages
sont encore mouillés de la rosée de la nuit, ni surtout de les
laisser parquer dans les bas-fonds marécageux, si l'on veut les
soustraire à la maladie palustre.

» Le paludisme, enfin, attaque l'espèce bovine plus particulièrement, sans distinction de race, de sexe, ni d'origine ;
seulement les animaux qui sont nouvellement importés en
Algérie résistent moins à cette intoxication que ceux du pays.

» Dans cette affection, la première indication à remplir consiste, naturellement, à faire cesser les causes qui la font naître ; en d'autres termes, à soustraire les bestiaux aux effluves
paludéens, en les retirant des pâturages reconnus infectieux,
en les plaçant dans des écuries salubres et bien aérées, en les
entourant de tous les soins hygiéniques que réclame leur état ;
ensuite, il faut employer les moyens capables d'arrêter cette
intoxication et d'en détruire les effets.

» Malheureusement, tous les traitements mis en usage jusqu'à ce jour sont demeurés impuissants : les toniques, les stimulants, le quinquina, la gentiane, le sulfate de fer, l'alcool, l'essence de térébenthine (*intus et extra*), n'ont donné aucun résultat ; il fallait donc désespérer de la guérison de cet empoisonnement infectieux et compter autant de morts que d'animaux malades.

» Connaissant l'action puissante des alcaloïdes dans toutes les maladies zymotiques, où il y a des ferments à détruire, des proto-organismes à annihiler, des fièvres à éteindre, des douleurs à calmer, des forces à relever, des paralysies à prévenir, enfin une intoxication à arrêter, j'ai mis ces agents à contribution et les résultats que j'ai obtenus ont répondu à toute mon espérance.

» Ainsi, quand le paludisme est tout récent, ce qui est accusé par l'état fébrile des animaux, je me trouve toujours bien de l'emploi des défervescents : aconitine, digitaline et vératrine, cinq à six granules de chacune toutes les heures ou toutes les deux heures, suivant l'intensité de la fièvre ; mais, aussitôt que la détente s'opère ou lorsque la maladie est plus avancée, s'il y a de la faiblesse, de la prostration des forces, un ralentissement des fonctions digestives, je fais administrer tout de suite trois cuillerées de sel salicylé associé à du miel, dans le but de provoquer l'expulsion des matières bilieuses qui, dans cette maladie, gorgent les intestins ; ce sel est continué pendant trois ou quatre jours. En même temps, je fais donner le salicylate de soude, l'hydro-ferro-cyanate de quinine, l'arséniate de strychnine, cinq granules de chacun toutes les heures, jusqu'à effet. A l'aide de ce traitement, on triomphe du mal toutes les fois que l'impaludisme n'est pas d'une date trop arriérée et qu'il n'est pas encore arrivé à ce degré de produire l'anémie incurable qui se montre à son déclin.

» C'est avec ces moyens hygiéniques, prophylactiques et dosimétriques que j'ai pu réussir, huit fois sur dix, sur les troupeaux qui fréquentaient les pâturages palustres dans les contrées de Bouiagueb, des Quatre-Chemins, de Birtouta, de la Kacna, et dans la contrée de l'Oued-el-Alleug, Quartier-des-Sangsues.

» Les grands propriétaires de bestiaux, en faisant leur déclaration aux autorités locales, des pertes qu'ils éprouvaient dans leurs troupeaux, accusaient que leurs animaux succombaient au charbon ; ne croyant point que la fièvre des marais, qui attaque les hommes, puisse aussi atteindre les bêtes. Mieux avisés aujourd'hui, et connaissant les heureux résultats que donne le traitement avec les alcaloïdes, ils se hâtent de venir chercher des *dragées* pour leurs malades.

» Voici une observation qui pourra servir de type à toutes celles que j'aurais à relater :

» Le sieur X..., grand nourrisseur au quartier de Bouiagueb, commune de Boufarik, possède une ferme assez importante, riche en prairies, mais placée non loin des marais bordant le grand canal de dérivation qui longe, dans une grande étendue, la plaine de la Mitidja. Ce colon possède ordinairement une assez grande quantité de bœufs pour les refaire dans ses gras pâturages. Vers le milieu de l'été dernier, lorsque les herbages se trouvaient, comme partout en Algérie, torréfiés par l'ardeur du soleil, quatre bœufs s'égarèrent du troupeau pour aller pâturer dans les bas-fonds marécageux, non loin de la ferme ; ces animaux ne furent ramenés que trois jours après avec la panse pleine de laiches, de carex et de joncacées, dont ils s'étaient repus dans ces marais, et qui sont les seules herbes vertes que l'on peut rencontrer ici, dans cette saison de l'année.

» Trois jours après cette escapade, les quatre bœufs devinrent malades, et comme d'ordinaire, lorsqu'il s'agit de maladie survenue promptement sur les animaux, le sieur X... en conclut immédiatement que ses bœufs étaient frappés du charbon.

» Je fus donc requis par l'autorité, à la suite de la déclaration, pour me rendre sur les lieux, afin de visiter les malades et, au besoin, tout le troupeau du nourrisseur.

» A mon arrivée, je trouve les quatre bœufs couchés et dans un état d'adynamie qui, habituellement, se montre dans la fièvre des marais. Deux de ces bœufs paraissent moins malades que les autres, cependant ils refusent toute nourriture et la rumination est suspendue. On ne peut les faire lever que difficilement; leur marche est lente et embarrassée ; la peau est chaude ainsi que la bouche ; la température du rectum est à 41°; le pouls et la respiration sont accélérés ; toute excrétion se trouve suspendue. Rentrés dans l'écurie, ces animaux ne tardent pas à se coucher et paraissent bientôt plongés dans l'abattement.

» Diagnostic : Fièvre paludéenne encore à son début. — Pronostic : Favorable.

» Traitement: Défervescents alternés avec les incitants nerveux : vératrine, aconitine et digitaline, cinq granules de chacune toutes les heures ; faire suivre : salicylate de soude, hydro-ferro-cyanate de quinine et arséniate de strychnine, six granules de chacun; le tout continué jusqu'à effet.

» Le quatrième jour de cette médication, la fièvre a cessé, l'adynamie a disparu ; l'appétit s'est montré et, progressivement, les forces sont revenues. Ces deux bœufs ont été bientôt remis dans le troupeau pour reprendre le régime des pâturages.

Les deux autres bœufs, plus malades que les premiers, ne se lèvent de dessus la litière qu'avec beaucoup de peine et d'efforts ; ils ne marchent qu'en titubant, la tête basse, lourde à soulever, et les yeux à demi-clos ; la conjonctive est décolorée ; la bouche, pâteuse, exhale une mauvaise odeur ; l'abdomen est souple à la pression, mais plein ; excrétions suspendues ainsi que l'appétit et la rumination ; la température du corps est alternativement chaude et froide, celle du rectum à 40°. Chez l'un de ces bœufs, la prostration des forces est plus grande et semble être un indice de typhose.

Diagnostic : Le paludisme est plus avancé et l'intoxication plus grande. — Pronostic : Douteux.

Traitement : Sans désemparer, je fais donner, à chacun de ces animaux, trois cuillerées de sel salicylé dans du miel ; je fais faire des frictions générales sur le corps avec l'essence de térébenthine, et deux lavements seront administrés avec cette essence. J'ajoute arséniate de strychnine, ferro-cyanhydrate de quinine, salicylate de soude et arséniate de quinine, de chacun cinq granules toutes les demi-heure, pendant quatre heures, puis toutes les heures : le soir, le sel salicylé à la même dose que ci-dessus, dans du miel ; on le continue pendant trois jours.

Le lendemain, dans la journée, ces bœufs ayant été pris d'un grand dévoiement composé de matières jaunâtres bilieuses, on a dû suspendre le sel salicylé. Le surlendemain, tous les symptômes graves ont disparu ; les malades se sont relevés, sans aide, de leur litière, et sont restés debout plusieurs heures. Le troisième jour, l'appétit a commencé à se montrer et les forces sont sensiblement revenues avec la santé.

J'ai conseillé de donner le sel salicylé à la dose prescrite ci-dessus, à tous les bœufs qui paraîtraient atteints de cette sorte d'intoxication : et, à l'aide de cette médication, si simple et si facile à administrer, le sieur X…, m'a assuré avoir guéri quelques-uns de ses bœufs pris de la fièvre des marais, après deux ou trois doses de ce sel, qui a déterminé constamment le même flux diarrhéique.

Terminons enfin par l'extrait d'un article du Dr Tommasi Crudeli démontrant que nous ne sommes pas le seul qui croyons à la possibilité de l'intoxication palustre chez les animaux :

« Le degré de résistance que chaque individu peut opposer aux atteintes de la malaria est très variable et parfois même très remarquable. Parmi les races humaines, quelques-unes ont une résistance plus grande que d'autres, due probablement à une sélection naturelle. Quelques races d'animaux domestiques nous en fournissent aussi un exemple. C'est un fait désormais avéré que l'infection malarique n'est pas limitée à l'espèce humaine. Or, l'immunité dont jouissent les animaux dans les pays à malaria n'est qu'une immunité relative et elle est due, la plupart du temps, à une acclimatation progressive de la race, c'est-à-dire à une sélection naturelle. Ce fait est surtout très évident dans l'espèce bovine, et Grande a observé depuis vingt ans, à Avola de Sicile, les effets de la malaria sur les bœufs appartenant à des races non indigènes, qui sont amenés dans les pâturages malariques de son district. Tandis que les bœufs des races indigènes sont très rarement attaqués par la fièvre, ces bœufs exotiques y sont tellement sujets, qu'on a dû instituer des traitements réguliers des troupeaux par le sulfate de quinine. L'espèce équine est sujette aussi à la malaria. Un vétérinaire distingué, le Docteur Vecchi, a réuni un grand nombre d'observations sur les infections malariques des chevaux importés dans la campagne romaine, tandis qu'il a très rarement rencontré des cas de fièvre malarique sur les chevaux des races romaines. »

M. Tommasi Crudeli termine en recommandant la méthode prophylactique arsenicale du Docteur Ricchi et le traitement curatif par la décoction de citron qui donne de si beaux résultats au Docteur Maglieri (*Journal d'Hygiène* du 10 mai 1883).

L'arsenic, qui guérit, chez l'homme, beaucoup de fièvres palustres chroniques, rebelles à la quinine, ne paraît point avoir la même efficacité sur les bœufs atteints de fièvre malarique aiguë. Nous conseillons néanmoins de répéter nos tentatives et d'essayer surtout l'acide arsénieux comme *moyen préventif*. C'est aujourd'hui le seul remède pratique et économique que nous indiquons à nos amis. On comprend que l'arséniate de quinine, le médicament le plus scientifique, est beaucoup trop coûteux pour le traitement des grands animaux.

E. — Autre enzootie bovine de nature indéterminée. — Nous devons à l'obligeance de l'un de nos médecins de colonisation les plus distingués, M. Prengrueber, de Palestro, la relation d'une autre maladie mortelle des bœufs qui a décimé un grand et beau troupeau d'une ferme de sa localité, pendant le mois d'août 1881.

ÉTIOLOGIE. — Comme pour la fièvre maligne dont la description précède, l'étiologie de la maladie de Palestro nous paraît enveloppée de la plus profonde obscurité. Bien que nous ayons affaire à l'un des milieux les plus fébrigènes de l'Algérie, rien ne nous autorise cependant à accuser les facteurs de la Malaria. Si les conditions climatériques et nosologiques sont loin d'être irréprochables, nous écrit M. Prengrueber, cherchant la cause du fléau qui ruine la ferme, il n'en est pas de même pour l'habitation; car les constructions sont neuves, très vastes et d'un aménagement des mieux compris au point de vue du logement des animaux : il n'y a donc pas à accuser l'humidité des étables, leur malpropreté ou leur insuffisante aération. Mais, malheureusement les animaux ne pouvaient pas rester toute la journée dans ces étables si bien aménagées : ils devaient forcément les quitter chaque jour pour aller prendre, pendant de longues heures, au pâturage, la plus grande partie de leur nourriture : on les y laissait, en effet, de 4 heures à 9 heures du matin et de 3 heures à 7 heures du soir. Lorsqu'ils rentraient à la ferme, on ne leur donnait à boire que de l'eau de source ; mais sur leur pâturage, quelle eau buvaient-ils ? La paille distribuée à l'étable était d'excellente qualité ; mais quelle espèce de fourrage les animaux pouvaient-ils bien manger, au mois d'août, dans un pâturage de Palestro ? Ce pâturage était certainement très marécageux pour pouvoir produire encore de l'herbe en plein été ; et il devait être, par conséquent, abondamment fourni d'agents miasmatiques. Peut-être contenait-il aussi des plantes plus ou moins toxiques ou vésicantes, comme on l'a supposé pendant un moment.

Ce qui est incontestable, c'est que la maladie était inhérente aux conditions spéciales de milieu et de régime dans lesquelles se trouvaient les bœufs de cette ferme (la seule atteinte de la localité) attendu que dès qu'ils en ont été éloignés, bien que les bêtes en santé n'aient pas été séparées des malades, la mortalité s'est arrêtée (1), et ce qui confirme cette assertion, c'est que des animaux d'un autre troupeau, qui sont venus à la ferme remplacer les premiers, ont été aussi très rapidement atteints. Cette deuxième invasion n'a pas permis davantage de préciser quel facteur morbigène ou quelles influences nocives on pouvait incriminer.

La cause de cette affection n'est donc point connue et il reste à la trouver, non pas simplement pour déterminer la nature du mal, pour faire de l'inutile histoire naturelle ; mais bien pour établir la prophylaxie de la maladie sur des données certaines, afin d'empêcher sûrement de nouvelles apparitions du fléau. Comme pour toutes les autres maladies algériennes dont

---

(1) Cette maladie n'est donc point contagieuse par virus volatil et ce n'est pas, par conséquent, de la *fièvre typhoïde*.

l'essence est encore restée problématique, il faut approfondir l'étude des causes et de la prophylaxie, étude qui doit être mise au niveau des exigences de la science contemporaine. Nous ne saurions trop encourager nos Collègues dans cette voie féconde de recherches.

SYMPTÔMES. — Vingt-quatre heures avant la mort des victimes, on n'observe encore aucun symptôme morbide ; tout au plus, le berger, prévenu par les premiers sinistres, peut-il, en se montrant très attentif auprès de son troupeau, remarquer que la bête atteinte est inquiète, et qu'elle court au milieu des autres en poussant des mugissements plaintifs ; mais elle conserve néanmoins tout son appétit, même jusqu'au soir à l'étable, où elle se jette la première sur sa ration de fourrage. Le lendemain matin on la trouve couchée normalement ; mais aucune excitation ne peut réussir à la faire lever : elle s'y refuse obstinément. Un examen clinique complet et minutieux ne découvre cependant rien de spécial en dehors de cet abattement et d'un refroidissement général très accusé. (On constate encore de la constipation et c'est tout). Au bout de quelques heures et presque subitement, sans avoir présenté aucune réaction, aucune convulsion, le malade s'éteint.

Le ballonnement, qui commence parfois avant la mort, prend généralement, mais pas toujours, d'assez grandes proportions dès que l'animal a succombé. C'est aussi après la mort que quelques bêtes rejettent, par le rectum, du sang plus ou moins décomposé. Sur deux sujets, cette hémorrhagie rectale a été observée *ante* et *post mortem* ; elle était peu abondante.

En résumé, les animaux sont emportés sans qu'on ait pour ainsi dire le temps de s'apercevoir qu'ils sont malades ; et la mort surprend ses victimes dans l'état de santé paraissant le plus parfait, puisque ce sont les bêtes grasses, les bêtes les plus vigoureuses, qui ont semblé être les préférées du fléau.

· LÉSIONS NÉCROPSIQUES

Intestin grêle. — La principale altération organique a son siège dans l'intestin grêle ; mais elle est beaucoup plus accusée que celle constatée, par M. Ferrier, chez les bœufs atteints de la forme *chronique* de la maladie dont nous avons reproduit précédemment la description. Nous ne pensons donc pas qu'il y ait identité de nature entre ces deux affections, qui diffèrent encore par leurs autres lésions, par leur cortège symptomatique, leur marche, leur durée et leur terminaison.

Ce qui nous a le plus frappé dans l'examen autopsique des bœufs de Palestro, c'est une congestion excessivement violente des trois tuniques du duodénum et principalement de sa muqueuse, dans une longueur de 40 à 50 centimètres environ. Cette apoplexie est tellement prononcée qu'elle a distendu la tunique interne jusqu'à lui faire presque obstruer la lumière du tube intestinal et qu'elle l'a, en outre, séparée des autres membranes ; de sorte qu'on dirait du véritable boudin, c'est-à-dire un boyau rempli d'un sang noir et caillé qu'on peut repousser de l'intérieur de sa gaîne comme le contenu du boudin. Lorsque les trois tuniques ont été envahies par la congestion, le duodénum devient très friable et semble sphacélé : non-seulement les tuniques se laissent déprimer, mais une pression légère peut même les perforer. La muqueuse gorgée de sang présente aussi plusieurs ulcérations fongueuses noires qui parviennent quelquefois à percer complètement l'intestin.

Dans le seul tronçon d'intestin malade que nous avons pu examiner, nous avons trouvé une quantité considérable de tout petits graviers jaunâtres ressemblant à de la graine de moutarde des champs ; ces graviers étaient tous emprisonnés au fond des sillons que laissaient entre eux les gros bourrelets de la muqueuse apoplectique. N'ayant pu faire que ce seul examen, nous ne croyons pas devoir établir ici de rapport de causalité ; d'autant plus qu'on connaît la tolérance très grande que montre l'intestin à l'égard de corps aussi inoffensifs que de petits graviers miliaires.

En avant et en arrière de la partie congestionnée (qui ne commence généralement qu'à une certaine distance du pylore) l'intestin grêle présente de grandes plaques d'un rouge vermeil ; sur une grande partie de cet intestin, on trouve la muqueuse enflammée, les glandes et les villosités hypertrophiées. Le petit intestin est vide d'aliments et ne renferme qu'un liquide d'un jaune citrin.

Les ganglions intestinaux correspondant aux parties malades sont gorgés de sang noir, tuméfiés et ramollis, comme dans les affections zymotiques.

Estomac et gros intestin. — Rien de particulier dans les quatre diverticulums de l'estomac ni dans le gros intestin, qui sont tous remplis d'aliments en voie de digestion.

Foie et reins. — Ils se montrent parfois congestionnés ; mais cette congestion n'est pas constante. La vésicule biliaire est gorgée de bile.

Le *Pancréas* est toujours sain.

La *Rate* est invariablement remplie d'une matière pultacée noire qui la rend diffluente comme dans toutes les maladies infectieuses ; son volume est augmenté , *mais elle n'est point bosselée comme dans la fièvre charbonneuse.*

Cavité péritonéale. — Elle est souvent remplie de gaz et de liquide ascitique citrin (jusqu'à 8 litres) ; mais la présence de ces deux fluides n'est point constante. Lorsque les ulcérations ont perforé l'intestin, on trouve davantage de liquide et aussi de la péritonite avec fausses membranes.

Poumons. — Ils sont généralement le siége d'une congestion hypostatique sans la moindre hépatisation.

Cœur. — Cet organe est volumineux ; il est distendu par du sang poisseux et noir comme la sépia.

Le système nerveux central n'a point été exploré.

Sang. — L'examen microscopique du sang et celui de la muqueuse intestinale congestionnée n'a été fait que trois jours après la mort ; on n'a donc pas pu trouver de bactéridies ni de bactéries dans ces matières en voie de putréfaction. Quant aux corpuscules-germes, ils ne se distinguent pas suffisamment des granulins du sang et des fines granulations inertes des liquides organiques pour que des novices de la micrographie puissent se permettre d'affirmer ou de nier leur existence. Nous devons conséquemment nous borner à dire que nous ne savous pas si cette maladie est de nature microbienne.

Nous pourrions peut-être déclarer qu'il n'y avait point là de *fièvre charbonneuse* ; mais nous ne saurions être aussi affirmatif à l'endroit du *charbon symptomatique*, qui ne se traduit pas toujours par des tumeurs extérieures et qui borne parfois ses manifestations morbides à des congestions et à des hémorrhagies internes dont le siége est très variable. Nous serions même assez porté à incriminer le charbon symptomatique avec apoplexies intestinales ou avec tumeurs profondes (dans la cuisse ou sous l'épaule, par exemple), attendu que nous venons d'observer une enzootie à peu près semblable, par les symptômes et par les lésions, dans une ferme des environs de Montauban. Les inoculations critéres (auxquelles il faut toujours recourir pour la détermination de la nature des maladies épizootiques) ont produit : 1° sur un veau, du charbon à tumeurs ; 2° sur un mouton, une infection mortelle de bactéries analogues à celles décrites par MM. Arloing et Cornevin ; 3° *et n'ont pas eu d'effet sur les lapins*. Ce sont là trois résultats caractéristiques du charbon symptomatique. (Nous avons fait des injections hypodermiques avec du sang *frais* pris dans les endroits où il y avait des congestions ou des hémorrhagies — dans l'intestin, dans la cavité péritonéale, dans la poitrine ou dans le péricarde).

F. — Accidents mortels déterminés chez les bœufs par l'ingestion des épis de blé. — Nous avons entendu répéter fréquemment, par les colons, que l'ingestion des épis de blé mûr et surtout des épis barbus de blé dur, par les bêtes à cornes — fait très commun à l'époque des battages, quand les bœufs sont employés à dépiquer les céréales — était généralement et rapidement mortelle. Nous n'avons jamais eu l'occasion de faire des autopsies, et les bouchers, qui sont très souvent témoins de ces accidents, ne nous ont donné que des renseignements très vagues. Quelques-uns nous ont dit que les bœufs meurent comme s'ils étaient étouffés, et qu'on trouve, dans leur œsophage, de grosses pelotes d'épis attachés à la muqueuse. Ces pelotes constitueraient un obstacle insurmontable à la déglutition et à la rumination et, lorsque leur volume est considérable, elles comprimeraient assez fortement la trachée pour amener l'asphyxie. Cet accident pourrait être produit aussi par le météorisme que cause la pelote bouchant hermétiquement l'œsophage et s'opposant à l'éructation qui débarrasse la panse du trop plein des gaz de la fermentation stomacale.

Malgré que nous ne puissions donner ces renseignements qu'avec une certaine réserve, et que la question réclame des éclaircissements, nous n'en croyons pas moins devoir prévenir les agriculteurs qu'ils feront bien de ne jamais laisser leurs ruminants, qui avalent sans mâcher, absorber de grandes quantités de blés barbus. Même conseil à l'égard de l'orge et des autres épis barbus des graminées. Il suffira d'appliquer une muselière aux animaux.

Nous avons cherché, dans les archives vétérinaires, si des accidents du même genre que ceux signalés ci-dessus avaient été relatés : nos recherches ont été vaines, et nous le regrettons d'autant plus que nous ignorons encore quelles sortes de lésions œsophagiennes, gastriques ou autres, d'une gravité aussi grande, peuvent être produites par l'ingestion des épis de blé. Une instruction éclairée reste à faire à ce sujet.

G. — Mortalités estivales des bœufs algériens. — Tous ceux qui s'intéressent quelque peu à notre agriculture algérienne savent qu'une mortalité effrayante sévit presque chaque année, durant l'été, sur les troupeaux de bœufs de tous nos colons et principalement de ceux du Chélift, de la Mitidja, du Sahel et même jusqu'aux portes d'Alger (à El-Achour et à El-Biar, par exemple), et que c'est là la principale cause de la dépécoration du bétail algérien.

Nous ne croyons pas que toutes ces mortalités soient dues

exclusivement à la sécheresse, c'est-à-dire à la pénurie d'eau et de fourrage, attendu que les animaux suffisamment nourris succombent parfois comme les autres. Il est très probable que le siroco et les fortes chaleurs persistantes (l'anématosie dont ils sont la cause), la diarrhée, les maladies de foie, la jaunisse plus ou moins essentielle, la fièvre charbonneuse, le charbon symptomatique et surtout que la fièvre pernicieuse, sur laquelle nous avons si longuement insisté, jouent aussi un très grand rôle dans ce désastre annuel ; mais il nous semble que d'autres causes, encore inconnues, viennent apporter leur contingent morbigène dans le néfaste concert.

La maladie que signale M. Ferrier comme causant tant de ravages, du mois de juin au mois de septembre, dans la province de Constantine, doit peut-être être comprise dans cette accusation générale. Il en est de même pour la *maladie du feuillet* que dénoncent quelques praticiens (1), pour la *fièvre typhoïde*, décrite par M. Camoin, et pour la *gastro-entérite avec altération du sang* (la gastro-entérite épizootique ou la gastrite ulcéreuse) qu'ont incriminée plusieurs vétérinaires des trois provinces — toutes affections dont la nature nous paraît mal déterminée.

Une étude pathologique sérieuse s'impose d'une façon pressante depuis longtemps, et c'est à la médecine expérimentale, c'est-à-dire aux expériences de détermination artificielle des entités morbides, qu'il faudra recourir, si l'on veut trouver sûrement l'étiologie et la prophylaxie des épizooties meurtrières qui déciment les troupeaux de l'Algérie. Il n'y a point d'effets sans causes et ce sont ces causes qu'il faut chercher. Il importera non-seulement d'exposer les animaux à chacune des influences morbides pouvant être accusées; mais encore de rechercher, au moyen des inoculations, si les maladies sont contagieuses par tel ou tel mode de transmission. Il sera nécessaire aussi de faire des examens microscopiques du sang, avant et après la mort et, autant que possible, avant que ce liquide ne se soit refroidi; car les microbes, lorsque microbes il y a, se réduisent assez rapidement en corpuscules-germes difficiles à distinguer. Dans les maladies à accès fébriles, c'est pendant les accès qu'il faut examiner le sang, parce que la manifestation pyrétique est souvent la conséquence d'une poussée germinative et végétative des microbes qui passent alternativement de l'état de graine à celui de végétal et *vice-*

----

(1) Nous avons dit ailleurs pourquoi nous ne croyons pas à une *maladie essentielle du feuillet*, maladie sur le compte de laquelle on met presque toutes les mortalités bovines, en Algérie, quand on ne sait à quelles affections les attribuer.

versa. On observe du moins ce fait dans la fièvre périodique de l'homme, d'après le dire du Dr Laveran.

Nous aurions voulu, comme nous l'avons annoncé précédemment, pouvoir dénoncer ici toutes les causes de cette ruine du colon; mais, malheureusement, l'enquête à laquelle nous nous sommes livré est restée trop insuffisante, sinon stérile ; les faits que nous avons recueillis et ceux qu'on nous a signalés sont dépourvus de toute valeur relativement aux points que nous considérons comme étant de beaucoup les plus importants : nous voulons parler de l'étiologie, de la prophylaxie et du traitement des maladies estivales. Ces trois points essentiels, fondamentaux, ne sont-ils pas, en effet, ceux qu'il importe le plus de connaître au producteur, ce premier intéressé, qui n'a à viser que les résultats véritablement pratiques, que les résultats économiques ?

Nos investigations ont été moins infructueuses du côté de la symptomatologie et des lésions nécropsiques; mais nous n'avons constaté rien d'absolument caractéristique, rien qui permît de se prononcer en toute certitude sur la nature essentielle des affections. Une grande prostration comme dans toutes les fièvres pernicieuses ; de la salivation comme dans le typhus, etc. ; des rates plus ou moins turgescentes, noires, ramollies et boueuses comme dans les maladies infectieuses ; de l'intumescence ganglionnaire comme dans le charbon et les septicémies, etc., etc... ce ne sont point là des caractères spéciaux. On comprendra donc pour quelle raison nous ne croyons pas devoir actuellement entrer dans des développements qui manqueraient de coordination et de corrélation. Nous y reviendrons plus tard, si des circonstances plus propices nous permettent de compléter notre œuvre imparfaite. En attendant, car le temps presse, nous recommanderons instamment à nos successeurs l'étude qu'il y a à faire à ce sujet, parce qu'elle serait certainement des plus fécondes en résultats économiques. Cette étude s'imposera impérieusement un jour, car le passé, que nous n'avons pas oublié, ne nous fait que trop redouter l'avenir. Il serait donc bon de prendre l'avance, parce que se laisser déborder par les fléaux, c'est vouloir s'exposer à la ruine : l'histoire si lugubre du phylloxéra ne démontre-t-elle pas suffisamment jusqu'où peuvent aller les funestes effets de l'ignorance et de l'insouciance ?

Dans ses articles sur les maladies infectieuses des bœufs de l'Algérie, articles publiés par le *Répertoire de médecine dosimétrique* (n° de janvier, février et mars 1883), M. Camoin père, de Boufarik, cite, en première ligne, comme étant les plus graves et les plus difficiles à guérir, la *fièvre charbon-neuse*, la *fièvre palustre* et la *fièvre typhoïde*. « Ces maladies enzootiques, dit M. Camoin, ont entre elles une telle ressemblance qu'on est porté à les confondre ; on peut même ajouter que cette confusion existe parmi nos agriculteurs qui n'apprécient, le plus souvent, que la marche et la terminaison des maladies de leurs bestiaux. En effet, ces maladies ont un début prompt et insidieux ; elles se manifestent toujours avec des caractères graves ; leur marche est rapide et leur terminaison presque constamment fatale. Cette physionomie, qui leur donne comme un air de famille, s'explique facilement si l'on considère qu'elles ont toutes comme caractère pathogénique un empoisonnement du sang. D'un autre côté, elles ont encore cela de particulier qu'elles se montrent aux mêmes époques de l'année, c'est-à-dire pendant tout le temps que durent les fortes chaleurs de l'été ; on les rencontre dans les mêmes contrées qui, d'ordinaire, sont réputées insalubres ; enfin on leur accorde, à toutes les trois, le privilége de se transmettre soit par infection soit par inoculation. Les recherches microscopiques des proto-organismes facteurs des maladies zymotiques permettront donc, sans doute, de découvrir, dans les deux dernières affections, des éléments analogues aux agents bactéridiens qui déterminent la première. »

M. Camoin attribue la plus grande partie des mortalités estivales des bœufs algériens à la *fièvre typhoïde*, et voici la relation qu'il donne de cette maladie, relation que nous reproduisons *in extenso* tout en maintenant les réserves que nous avons faites précédemment au sujet de la fièvre typhoïde des bœufs (*qui devrait être éminemment contagieuse, comme toutes les typhoses*), affection qui n'a pas encore été décrite par les auteurs, que nous le sachions du moins :

FIÈVRE TYPHOÏDE DES BŒUFS

« Après le charbon, l'impaludisme et la peste bovine, il n'est pas de maladie plus grave, pour le gros bétail, que le *typhus abdominal*, désigné encore sous le nom de *gastro-entérite typhoïde*, dénomination inexacte, qui est même regrettable, parce qu'elle prête à la maladie un caractère que celle-ci n'a point, parce qu'elle la fait souvent considérer comme une maladie inflammatoire, dite d'*échauffement*, quand elle n'est que l'expression de la plus profonde anémie. On comprend, au point de vue du traitement, ce qui doit résulter de fâcheux d'une semblable erreur de diagnostic.

» Disons d'abord que cette maladie se montre tous les ans, d'une manière enzootique et même épizootique, sur l'espèce bovine qu'on livre au pâturage permanent, et qu'elle occasionne des pertes considérables à l'industrie agricole.

» Comme le charbon et l'impaludisme, le typhus abdominal apparaît sur les bovidés pendant la saison d'été, alors que règne la disette des pâturages, disette occasionnée, toutes les années, par la dessication des plantes fourragères torréfiées par l'ardeur du soleil ; alors que les eaux sont devenues rares, chaudes, limoneuses, saumâtres et de la plus mauvaise qualité ; que l'air, embrasé par la haute température, est devenu sec, brûlant, raréfié et insuffisant à l'hématose ; que, par le retrait des eaux, les marais sont devenus de la plus grande insalubrité dans toutes les plaines basses qui sont laissées en pâturage.

» Quoi d'étonnant alors, que des animaux ainsi privés d'une nourriture suffisante, ou faisant usage de détritus de plantes sèches, en décomposition et destituées conséquemment de leurs principes nutritifs ; manquant d'eau pour apaiser leur soif, ou ingérant celle qui est devenue d'une qualité délétère ; exposés sans abri à une insolation brûlante ; respirant un air infect, impropre à la sanguification ; quoi d'étonnant que ces animaux soient bientôt, sous l'action de causes si débilitantes, frappés d'une altération du sang, qui se traduit forcément par une affection typhique? On voit qu'il y a bien loin de la pathogénie de cette maladie à celle qui préside au développement de la gastro-entérite même *typhoïde*.

» Ces conditions étiologiques sont tellement évidentes dans ce pays, elles ont une action si efficiente sur les bestiaux livrés à la vie des champs, que le gros bétail, dit de *labour*, que l'on nourrit à l'étable pendant la saison estivale, est généralement épargné de cette redoutable maladie, que l'on doit appeler la *maladie de la misère*.

» La fièvre typhoïde des bœufs apparaît toujours sur les animaux les plus faibles, sur ceux qui sont les plus maigres, les plus décharnés, et, de préférence, sur les plus jeunes et sur les plus vieux (elle sévit moins sur les adultes) ; enfin sur ceux qui sont usés par le travail ou qui sont affaiblis à la suite de maladies. C'est ainsi que nous avons observé une forte épizootie de typhus abdominal qui s'est montrée, il y a deux ans, pendant les mois d'août et de septembre, sur les bœufs convalescents de la fièvre aphtheuse et restés amaigris par cette maladie.

» Les premiers symptômes de la fièvre typhoïde sont : la prostration des forces musculaires, le bœuf préfère rester couché, ne se relève que lentement et sa démarche est incertaine. De la bouche s'écoule une bave épaisse et filante. Le malade cesse de manger, fatigué des efforts qu'il fait pour la mastication ; la rumination est tardive, rare et de peu de durée ; toutes les sécrétions sont fortement ralenties. Le corps est froid : 35° à 36°. Les muqueuses apparentes sont décolorées. La bouche et les naseaux répandent une mauvaise odeur. Le mufle est toujours d'une lividité remarquable, froid et sec. Le pouls est petit, faible et imperceptible ; tandis que le cœur bat tumultueusement. La respiration est courte, fréquente, très oppressée. A l'auscultation de la poitrine, on perçoit un bruit de souffle dénonçant l'engouement pulmonaire. Vers la fin de la maladie, on aperçoit des taches bleuâtres sur les muqueuses, ainsi que des ulcérations dans la bouche, dans le rectum et dans le vagin. Les animaux maigrissent à vue d'œil ; une diarrhée noirâtre survient qui est le prélude d'une mort prochaine, laquelle arrive ordinairement du huitième au dixième jour de la maladie.

» A l'autopsie, ce qui frappe le plus, c'est l'altération du sang ; car il est partout noir, épais, grumeleux et incoagulable : aussi remarque-t-on des suffusions sanguines sous la peau et dans la profondeur des muscles. Cette altération du sang paraît expliquer le ramollissement de tous les organes glandulaires comme le foie, les reins, et principalement de tout le système folliculaire muqueux ; n'explique-t-elle pas aussi la viciation des produits de sécrétion ? Une autre lésion, qui se présente constamment, consiste dans l'ulcération de la caillette, organe qui ressemble alors à un crible ; il en est fréquemment de même dans une partie de l'intestin grêle. Ces ulcérations, d'une forme toujours ronde comme si elles étaient faites par un emporte-pièce, paraissent résulter d'une infiltration des glandules muqueuses, dont le liquide, sécrété en abondance, s'est fait une issue à la surface libre de la membrane, laissant à découvert la plaie ulcéreuse dont il s'agit, avec la forme arrondie des glandules muqueuses. Une troisième remarque de l'autopsie, c'est l'accumulation, dans les intestins, d'une matière mucoso-bilieuse jaunâtre et épaisse (on dirait de la bile altérée).

» Telles sont les principales manifestations morbides de cette typhoémie, où les lésions des organes digestifs semblent prédominer pour faire croire à une gastro-entérite avec altération du sang. Bien qu'il arrive assez fréquemment que ces lésions abdominales, comme celles des poumons, se réduisent à des suffusions sanguines accessoires à la nature typhique de cette maladie, on n'en a pas moins désigné celle-ci sous le nom, qui semble plus caractéristique, de *typhus abdominal*.

« Tous les traitements employés jusqu'à ce jour sont dirigés contre la gastro-entérite : ce sont les rafraîchissants, les émollients, les acidulés, quelquefois même la saignée ; mais tous ces moyens sont constamment demeurés infructueux. Les pertes occasionnées par cette maladie atteignent tous les ans environ vingt pour cent (le cinquième) des troupeaux qui en sont affectés. Voici maintenant le traitement qui me paraît le mieux réussir :

» La première indication consiste à soustraire les animaux aux conditions de misère et d'insalubrité signalées ci-dessus, en faisant cesser le pâturage et en ordonnant la rentrée du troupeau malade à l'étable. Je fais séparer les animaux sains de ceux qui sont affectés et je fais isoler complètement ces derniers, non pas parce que ce typhus abdominal semble être contagieux, mais parce qu'il devient infectieux par les sécrétions et les déjections. Lorsqu'ils sont ainsi placés séparément dans une écurie salubre, je fais administrer, à chacun de ces animaux, le sel salicylé à dose purgative, tous les matins, pendant trois ou quatre jours. Une heure après ce sel purgatif, je fais donner l'arséniate de strychnine, le salicylate de quinine, le salicylate de soude, de chaque six granules toutes les heures, dans le but de relever le principe vital et les forces motrices et de combattre l'état infectieux typhique. Je maintiens ou je provoque l'appétit par des aliments rafaîchissants et nutritifs, tels que betteraves, carottes, navets, accompagnés d'herbages verts ou de fourrages de bonne qualité. Aux plus malades, on administre des breuvages de bouillons de viande ou d'eau dégourdie par les farines d'orge et de froment, ou bien des boulettes formées de ces farines. Ces soins, continués jusqu'à effet, ne manquent pas de produire d'heureux résultats.

» Comme cette maladie est essentiellement infectieuse, il convient d'apporter la plus grande attention dans la désinfection des locaux où les victimes ont séjourné.

» Les Arabes croient à la contagion de cette maladie et ils ont bien soin d'éviter les pâturages qui ont été fréquentés par les animaux affectés de la *bou-ba*. »

CAMOIN, médecin- vétérinaire.

7° CHEVAUX ET MULETS

A. Farcin d'Afrique. — Quand nous sommes arrivé en Algérie, tout le monde semblait d'accord pour donner la dénomination de *farcin* à toutes les lymphangites qui, dans notre colonie, atteignent si fréquemment, et particulièrement en hiver, le cheval arabe et les mulets. Il nous a semblé cependant qu'on généralisait trop l'emploi de cette appellation, et nous avons cru devoir faire une division entre les lymphangites *traumatiques* d'une part, et, d'autre part, les lymphangites *essentielles*, celles sans traumatisme apparent et les *lymphangites généralisées*, pour lesquelles on ne saurait invoquer d'action traumatique ni nier leur nature infectieuse — nous avons, du reste, démontré qu'elles étaient inoculables. — A ces deux dernières seulement nous avons conservé l'épithète de *farcin*, et comme il n'est pas prouvé d'une façon rigoureusement, scientifiquement incontestable que c'est bien du *farcin morveux, ce farcin qui guérit 8 fois sur 10*, nous avons tenu à marquer, à souligner nos réserves en baptisant cette lymphangite farcinoïde du nom spécial de *Farcin d'Afrique*. De plus autorisés que nous nous apprendront si nous avons affaire à du farcin véritable, à du farcin morveux (à moins qu'il n'y ait plus de farcin de nature morveuse, comme le soutient avec tant de conviction notre collègue et ami Chénier), ou si nous sommes en présence d'une affection qui n'a du vrai farcin que les apparences, apparences qui tiendraient à ce que les altérations du système lymphatique seraient surtout corrélatives à sa constitution histologique plutôt qu'à la nature de l'agent ou de l'influence morbigène. En tout cas, nous pouvons affirmer que tous les symptômes objectifs du farcin d'Afrique (boutons, chancres, cordes, tumeurs et engorgements) ressemblent absolument à ceux du farcin morveux, à ceux décrits par M. Bouley dans son magistral article du *Dictionnaire de Médecine vétérinaire*; et comme la distinction nous paraît, jusqu'à présent, impossible par la vue seule, la prudence, qu'on ne saurait trop écouter quand il s'agit de ces graves questions de morve, commande impérieusement de considérer tous les cas de lymphangite farcinoïde comme du vrai farcin. (Voir, pour plus de développements sur cette question, notre *Traité du Farcin d'Afrique*, publié avec la collaboration de M. Tixier, en 1879.)

Voici, du reste, les conclusions de notre mémoire :

DÉFINITION DU FARCIN D'AFRIQUE

I. —Le farcin d'Afrique est une affection du système lymphatique cutané et sous-cutané, qui se traduit, comme le farcin de France, par des boutons, des ulcères, des cordes, des tumeurs et des engorgements, apparaissant ensemble ou séparément. Il sévit avec une préférence marquée sur les mulets français et les chevaux barbes; les mulets arabes et surtout les chevaux français en sont presque exonérés.

ÉTIOLOGIE.

II. — Les causes sont de deux ordres : prédisposantes et occasionnelles. C'est leur action combinée qui amène le développement du farcin.

III. — La cause prédisposante est le tempérament lymphatique et, conséquemment, tout ce qui concourt à déterminer ou à entretenir ce tempérament.

Les causes occasionnelles sont: les marches pendant l'hiver sur les routes défoncées et fangeuses et le passage répété des rivières torrentueuses et vaseuses. Une cause déterminante incontestable, du farcin, c'est l'inoculation accidentelle ou expérimentale. Le farcin de l'Algérie se développe presque toujours spontanément ; car une maladie contagieuse doit être considérée cliniquement comme spontanée quand il n'y a eu ni contact immédiat ni contact médiat avec des malades, lorsque cette maladie est produite par une cause qui, bien que *spécifique,* ne provient pas d'un individu atteint de la même affection.

SYMPTOMES

IV. — L'éruption farcineuse débute ordinairement par des boutons purulents qui sont souvent accompagnés de cordes lymphatiques, de lymphadénites, de tumescences et d'engorgements.

Après leur ouverture, les boutons sont remplacés par des plaies chancreuses à bords bourgeonneux et renversés. Ces plaies sont ordinairement fongueuses et laissent écouler, en abondance, une suppuration visqueuse, jaune verdâtre, sanieuse et corrodante.

DIAGNOSTIC.

V. — Les boutons et surtout les chancres ont des caractères particuliers qui permettent facilement de distinguer l'éruption

farcineuse de l'angéioleucite traumatique, de la lymphite gour-
meuse, du horse-pox, de l'herpès, de l'ecthyma, de l'acmé et
des engorgements lymphatiques chroniques non-spécifiques.

PRONOSTIC.

VI. — Le pronostic est grave parce que les farcineux restent
longtemps indisponibles et parce que le traitement est fort
ennuyeux et assez coûleux pour décourager les propriétaires.
En outre de cela, les malades ne recouvrent pas toujours toute
leur intégrité, toute leur force locomotrice et, conséquemment,
toute leur valeur. Quelques-uns même deviennent morveux ou
incurables. La gravité dépend aussi de la multiplicité, de l'intensité et du siége des lésions.

ANATOMIE PATHOLOGIQUE.

VII. — Les lésions du farcin d'Afrique sont absolument similaires avec celles de son congénère de France décrites dans
les ouvrages de pathologie spéciale. Elles sont anatomique-
ment et histologiquement identiques.

C'est une hypergenèse celluleuse, avec pyogénie, qui constitue la base de toutes ces néo-formations farcineuses engen-
drées par un protoplasma prodigieusement fécond. Le scalpel
ne rencontre exclusivement, dans leur parenchyme, que des
lésions vulgaires, du tissu lardacé constitué par des faisceaux
flexueux de fibres conjonctives et plus ou moins fourni de cla-
piers purulents.

Dans la lymphangite farcineuse, comme dans la lymphangite simple, c'est le fluxus plasmatique qui est la condition
matérielle du processus morbide, processus qui ne diffère dans
le farcin que par son activité et sa ténacité plus grandes. Une
fois déterminées, soit par un agent irritant quelconque, soit par
le facteur spécifique du farcin, les altérations du tissu lymphatique, qui sont nécessairement corrélatives à sa structure ana-
tomique, ne diffèrent guère, en effet, dans les deux cas, que par
leurs proportions et leur résistance. On observe donc d'abord
une inflammation du réseau lymphatique cutané, des radicelles
lymphoïdes; puis cette phlogose s'étend aux troncs lymphatiques et atteint les ganglions ; exceptionnellement elle reste
limitée à ces organes, car, le plus souvent, elle gagne le tissu
cellulaire qui les enveloppe : il se produit alors une péri-lym-
phangite, une péri-adénite, susceptibles elles-mêmes de se propager à distance et d'être le point de départ de foyers phleg-
moneux plus ou moins étendus.

C'est à la susceptibilité, aux aptitudes morbides excessives du système lymphatique et de son vaste réseau de tissu conjonctif que nous devons le farcin, comme la morve, la tuberculose, la scrofule... autres individualités pathologiques qui font le désespoir des praticiens.

On ignore encore aujourd'hui si le principe virulent de la morve et du farcin est un être du microcosme ou un agent de toute autre nature, par exemple : un ferment soluble comme celui dont parle Claude Bernard. Il y a tout lieu de croire cependant que la morve est une affection parasitaire et qu'elle a pour facteur un proto-organisme. En 1868, MM. Christot et Kiener ont signalé la présence de microbes dans les produits morveux. Dans une note communiquée à l'Académie de médecine, le 26 décembre 1882, MM. Bouchard, Capitan et Charrin rendent compte qu'ils ont aussi rencontré ces microbes dans presque toutes les parties de l'organisme (poumons, rate, foie, ganglions) et qu'ils ont induit de la constance de leur présence avec les mêmes altérations nécropsiques, partout où ils les ont rencontrés, que ces microbes devaient jouer un rôle essentiel dans la pathogénie de la morve. Pour prouver la justesse de leur induction, ces Messieurs ont isolé l'agent morvogène ; ils l'ont cultivé dans des solutions neutralisées d'extrait de viande, mises à l'étuve à la température de 37° ; puis, après huit cultures ayant pour but de le rendre pur de tout élément étranger, ils l'ont inoculé, avec succès, à des animaux susceptibles de contracter la morve. On sait d'ailleurs que M. Chauveau a, depuis longtemps, par ses belles expériences, démontré l'existence de ce principe virulent qui va sans doute être bientôt déterminé.

CONTAGION.

VIII. — La maladie n'est pas contagieuse par virus volatil ; mais elle l'est par virus fixe : les observations cliniques et les données expérimentales ne laissent aucun doute à ce sujet.

Les cas de contagion naturelle sont néanmoins excessivement rares : la pratique en observe très peu souvent.

NATURE DE LA MALADIE.

IX. — Cette affection du système lymphatique cutané nous semble être de nature farcineuse, parce que : 1° elle se traduit, comme le farcin chronique de France, par des boutons, des chancres, des cordes, des intumescences et des engorgements, tous attributs de cette affection diathésique. Les caractères cliniques sont absolument les mêmes dans les deux maladies et la marche évolutive des lésions est tout à fait identique.

2° Le caractère ulcéreux des plaies, que laissent les boutons, est manifeste.

3° Ce farcin est beaucoup plus tenace que la lymphangite simple avec laquelle on pourrait le confondre.

4° Les inoculations du pus frais des boutons font naître la même affection, après une longue incubation, sur des animaux bien portants. Il n'en est pas de même avec le pus ordinaire ni avec celui des lymphangites simples. Inoculé accidentellement à l'homme, ce pus virulent a déterminé une affection mortelle et dont les lésions ressemblaient à celles qui caractérisent le farcin et la morve dans l'espèce humaine.

5° Cette maladie ne guérit jamais sans traitement ; abandonnée à elle-même, elle se généralise sur la surface du corps, puis elle devient complétement infectieuse et peut déterminer la mort

Ce farcin relativement bénin infeste souvent les écuries en même temps que le farcin grave (celui qui se complète par la morve) dont il paraît être le véritable satellite : cette connexité des deux affections n'implique-t-elle pas la parenté, la même origine, la même nature ?

6° Sur plusieurs animaux, la morve est apparue en même temps que le farcin d'Afrique, comme si elle était une expression de la même cause, et comme si elle était aussi l'œuvre de ce principe de funeste altération, de cet agent pathogénique qui détermine les phénomènes morbides dans l'organisme attaqué (1).

TRAITEMENT.

X. *Traitement interne.* — Nous n'avons pas encore trouvé de spécifique qui, administré à l'intérieur, pût neutraliser

---

(1) Les nouvelles données acquises aujourd'hui à la science, sur la morve et sur le virus morveux, ne nous permettent plus de nous montrer aussi affirmatif ou du moins aussi absolu. *La morve ne guérit jamais,* c'est maintenant un fait bien avéré : le farcin véritable, le farcin morveux ne doit pas guérir non plus. Il nous faut donc distinguer entre les lymphangites qui guérissent radicalement et celles qui, au lieu de disparaître, se compliquent de morve : les premières ne sont pas de nature morveuse. Toutes les lymphangites africaines sur lesquelles le traitement se montre efficace ne sont donc point des lymphangites farcineuses, bien qu'elles soient virulentes et inoculables : elles sont causées par un autre facteur que celui de la morve, et leur nature exacte reste encore à déterminer. D'un autre côté, comme leurs symptômes objectifs se confondent avec ceux du vrai farcin et qu'il n'y a que la terminaison différente qui permette de les distinguer cliniquement, nous ne voyons, pour le moment, en dehors de la question relative à la nature de la maladie, nous ne voyons rien à changer à tout ce que nous avons écrit sur cette curieuse entité morbide dont nous avons fait l'objet d'une étude spéciale pendant nos dix années de séjour en Algérie.

la diathèse farcineuse ou bien annihiler le principe actif de la matière morbifique, c'est-à-dire aider le traitement local et hâter la guérison. Il n'y a, jusqu'à présent, que ce traitement local (le fer et le feu) qui ait le pouvoir de réprimer la production incessante du tissu morbide, arrêter ainsi l'évolution du mal et favoriser, en outre, le processus de réparation.

XI. *Traitement externe*. — Extirper toutes les fois que l'opération est chirurgicalement possible et lorsqu'elle ne doit pas amener de trop grands délabrements. On peut quelquefois lui préférer, principalement sur les membres, la cautérisation au fer rouge ou les caustiques potentiels (acide chromique, phénique, azotique, etc., appliqués avec le pinceau d'amiante).

Afin de mettre plus de clarté dans les tissus en dissection, opérer sous un courant d'eau qu'on fait tomber au moyen d'une éponge imprégnée de ce liquide. L'eau entraîne le sang et tient la plaie constamment lavée, de sorte que le bistouri incise en toute assurance à travers un liquide transparent. Étancher le sang des petites hémorrhagies avec le perchlorure de fer ou, de préférence, avec le cautère. Pour les vaisseaux sectionnés ou piqués, recourir à la compression à l'aide de tampons d'étoupades laissés le moins de temps possible dans les plaies, ou mieux, appliquer la ligature, moyen plus prompt et plus décisif. Lorsqu'on recoud la plaie, il faut la laisser béante à son point le plus déclive ; car la rétention du pus et du sang putréfié provoque presque toujours, surtout au poitrail, la formation d'œdèmes énormes. Il en est de même, et plus encore, si on laisse des étoupes séjourner seulement deux ou trois jours dans ces plaies pour arrêter les hémorrhagies. Le lendemain de l'opération il faut vider la plaie des caillots de sang qu'elle renferme et bien la nettoyer, afin que les liquides putrides ne mortifient pas les parties circonvoisines, la peau notamment, et ne déterminent pas la formation des engorgements dont nous venons de parler. Il ne faut cependant pas trop s'effrayer de l'apparition de ces œdèmes consécutifs à l'opération (quand on a dû faire de la compression avec des étoupes parce que la cautérisation s'est montrée insuffisante), attendu qu'ils disparaissent assez vite dès qu'on peut vider, nettoyer et doucher la plaie et faire marcher le malade.

Lorsque le farcin apparaît sur les membres, s'assurer immédiatement si les ganglions de l'ars, du poitrail ou ceux des aines ne sont pas atteints, et, dans l'affirmative, se hâter de les extirper ou de les cautériser ; car c'est dans ces derniers points que (par suite du développement morbide des noyaux lymphatiques et la formation d'une gangue conjonctive en connexion avec ces adénites), le mal prendrait les plus grandes proportions et deviendrait le plus difficile à détruire. Ces ganglions sont des générateurs de tumeurs qui poussent très rapidement et prennent des dimensions plus ou moins considérables. Afin de bien enlever tous les grains ganglionnaires, dont l'agrégat constitue chacune de ces grappes, on tire sur les superficiels pour amener le plus possible les profonds à l'extérieur, où on les incise plus commodément et avec moins de danger pour l'opéré. Si l'on craint des hémorrhagies, on peut recourir à l'écraseur linéaire de Chassaignac ou bien placer un lien constricteur sur le pédoncule cellulo-vasculaire, préalablement tordu, de l'adénome ; on peut employer aussi l'anse galvano-caustique ou le thermo-cautère Pâquelin. Ces extirpations provoquent souvent l'ouverture de vastes plaies qu'on pourrait appréhender si l'observation n'avait suffisamment démontré que les efforts réparateurs de la nature comblent et ferment assez rapidement ces solutions de continuité. Pendant une huitaine de jours après l'opération, une suppuration de mauvaise nature coule en abondance ; mais elle diminue peu à peu, puis elle se tarit tout à coup comme par enchantement. La plaie présente alors un magnifique aspect, sa coloration est rosée, vermeille ; elle se comble à vue d'œil et se ferme très-rapidement en se rétrécissant tous les jours.

Les excisions, quelle que soit leur étendue, seraient toutes formellement indiquées si l'on n'avait à craindre des accidents aussi redoutables que les blessures de gros troncs artériels ou veineux, comme la fémorale, la carotide, la saphène, la jugulaire, etc...

Pour panser les plaies après que la cautérisation a complètement modifié leur nature et détruit les bourgeonnements, on recourt aux principaux cicatrisants ou à leurs succédanés et aussi aux siccatifs : l'extrait de saturne pur, la liqueur de Villate, l'égyptiac, le perchlorure de fer, etc...

Envoyer les animaux aux bains de mer le plus souvent possible.

XII. — *Prophylaxie.* — Comme moyen de préservation de cette affection, presque inéluctable dans l'Afrique française et si difficile à conjurer, nous recommanderons de tenir toujours bien propres les membres des animaux. Il faudrait avoir soin de les nettoyer et de les sécher après les marches dans la boue, et après le passage des rivières larges et profondes qui jouent un rôle prépondérant dans la genèse du farcin lorsqu'elles ont affaire à des animaux chez lesquels se trouve un habitat convenable pour le processus morbide de l'agent farcinogène.

GUÉRISON.

XIII. — Le farcin d'Afrique, lorsqu'il est traité sérieusement, guérit dans la proportion de 85 pour 100. Ces guérisons peuvent être pleinement et promptement obtenues, même dans les cas de lésions multiples et généralisées, lorsqu'on se hâte d'intervenir énergiquement, c'est-à-dire avec le bistouri à la main, autant que cela est possible.

XIV. — La durée moyenne du traitement est de deux à trois mois.

XV. — Ce farcin ne guérit jamais spontanément.

B. **Fièvre typhoïde.** — La fièvre typhoïde n'épargne pas non plus l'Algérie et elle y fait même d'assez fréquentes apparitions : pendant l'été de 1881, nous l'avons vue régner à Alger à l'état enzootique et causer des ravages notables. Nous devons donc en présenter ici une description assez complète :

Définition. Pour beaucoup d'auteurs, la fièvre typhoïde du cheval est une maladie *sui generis*, infectieuse (générale), virulente, protéiforme, née d'un germe spécifique transmissible qui la rend éminemment contagieuse. Elle est encore appelée *typhus, typhose, gastro-entérite épizootique* et *influenza.*

Bien qu'elle ne semble pas d'une nature absolument semblable à celle de l'homme, puisqu'elle ne se communique pas à celui-ci et que celle de l'espèce humaine ne se transmet pas aux chevaux, la maladie en question n'en est pas moins justement désignée par l'appellation de *fièvre typhoïde*, attendu que les symptômes pyrétiques et la stupeur (τύφος) constituent aussi, comme à la dothiénentérie, ses deux principales caractéristiques

Etiologie. — Il faut bien avouer qu'on ignore encore aujourd'hui quels sont les agents morbigènes ou les influences nocives qui peuvent déterminer le développement de la fièvre typhoïde du cheval. La véritable cause paraît avoir échappé, jusqu'à présent, aux investigations les plus sérieuses. On ne sait pas si cette affection est due à une seule cause, à une cause spécifique, à un contage ou si c'est un ensemble de causes, un *déterminisme*, ou bien des causes diverses qui peuvent susciter sa manifestation, en dehors de la contagion,

laquelle, bien entendu, joue le plus grand rôle dans la production de la maladie. Cette question demande à être soumise
au contrôle de l'expérimentation. Nous sommes cependant disposé à croire que la *spécificité* et la *contagiosité*, qui sont
inséparables, seront difficilement contestées dans cette occurrence : leur existence nous paraît être absolument indéniable.

Les médecins, ainsi qu'en témoignent les savantes discus-
sions qui viennent d'avoir lieu à l'Académie de médecine, ne
sont guère plus avancés au sujet de l'étiologie de la fièvre typhoïde avec laquelle ils sont journellement aux prises (1).

---

(1) La question de l'étiologie de la fièvre typhoïde de l'homme est aussi très contro-
versée ; les opinions sur l'origine et la nature sont très partagées ; plusieurs hypothèses
ont été émises à ce sujet :

Suivant les uns, un grand nombre de causes extérieures et de causes organiques, de
causes extrinsèques et de causes intrinsèques, concourraient à la production des phénomènes typhiques, et c'est leur résultante qui déterminerait les prédominances, les gra-
dations et les nuances cliniques.

Plusieurs médecins militaires affirment que l'encombrement peut faire naître la fièvre
typhoïde de toutes pièces.

D'autres disent que cette maladie est le résultat d'une infection toxique.

Suivant M. Jules Guérin, les matières stercorales subiraient dans les intestins une
sorte de fermentation putride et y détermineraient — par la succession des phases de
leur altération et par leur contact avec la surface intestinale et leur passage dans les
ganglions — toutes les altérations matérielles de la fièvre typhoïde, et par leur absorp-
tion, l'intoxication progressive de cette maladie. Ce serait donc de la *fécihémie*.

Pour le professeur Peter, les individus surmenés peuvent trouver dans leur organisme
délabré l'origine d'une *autotyphisation*.

Stich professe que l'organisme renferme toujours en lui-même les éléments de l'infection putride, soit dans l'intestin, soit dans l'exhalation pulmonaire. A l'état normal,
nul danger à craindre ; mais que les fonctions des muqueuses intestinale et pulmonaire
soient troublées, que l'élimination ou la transformation de ces produits infectieux soient
arrêtées, alors ces produits pénètrent dans l'organisme et la fièvre typhoïde est engen-
drée.

D'après quelques auteurs, la contagiosité ne constituerait qu'un fait relatif. c'est-à-
dire subordonné, pour les localités, pour l'individu et pour la maladie elle-même, à des
conditions préalables d'aptitude, de réceptivité et d'activité contingente qui expliqueraient alors l'impuissance de certains contacts individuels.

Murchison attribue la fièvre typhoïde à la contamination de l'air ou de l'eau potable
par les liquides des vidanges ou par d'autres matières animales en putréfaction, dans
lesquelles le poison typhique se développerait spontanément : d'où le nom de fièvre
pythogénique (née de la putréfaction), donné par le médecin anglais à la dothiénentérie.

William Budd considère la typhose comme une sorte de variolisation intestinale pouvant se propager par les évacuations des typhiques ; mais ces dernières ne jouant d'autre
rôle que celui de véhicule d'un principe contagieux indéterminé et venu du dehors.

Pour un grand nombre de médecins, les causes d'insalubrité (et même l'encombrement)
ne sauraient engendrer les germes typhiques : elles contribueraient seulement à les propager.

Le docteur Burggraeve rapporte la genèse de la fièvre typhoïde à un microferment dont
les effets seraient un empoisonnement. On parle aussi d'une intoxication par les schyzo-
micètes, par le *bacillus typhique* de Klebs, par exemple. M. Pasteur vient d'annoncer
qu'il pense avoir trouvé le microbe de la dothiénentérie dans les sécrétions muqueuses des
malades.

Il ne faut pas attacher plus d'importance qu'elles n'en méritent aux causes plus ou moins vagues et banales (les influences climatériques et saisonnières, les variations atmosphériques, l'acclimatement, l'entraînement, l'alimentation parcimonieuse ou de mauvaise qualité, l'excès de travail, l'encombrement, l'aération insuffisante, etc., etc. (1), qu'on a accusées tour à tour et dont l'action n'est rien moins que démontrée au point de vue de la production de la fièvre typhoïde. Ces influences extérieures ont existé de tout temps et la maladie n'apparaît cependant que par invasions.

Sans méconnaître à ces influences anti-hygiéniques une participation quelconque aux épizooties typhiques, il faut, à notre avis, demander à une cause *prochaine* la raison d'être de l'affection et la clé de la période prodromique par laquelle elle s'annonce. N'est-il pas évident que si toutes ces causes étaient réellement efficientes, que si elles suffisaient pour produire le développement de la maladie, la fièvre typhoïde règnerait partout en permanence ? Elles ne peuvent donc que prédisposer les sujets aux réceptivités morbides en débilitant l'organisme, ou bien favoriser l'action de la contagion, faciliter la propagation en aidant le contage à atteindre ses victimes ; mais à cela se borne leur rôle, car elles ne sauraient avoir à elles seules la puissance de déterminer dans l'économie l'infection caractéristique de la maladie.

Faire intervenir aussi la *constitution médicale*, c'est se payer d'un mot qui n'explique rien, qui ne représente pour l'esprit rien qui soit déterminé ou déterminable.

Comme nous venons de le dire, nous ne croyons qu'à une seule cause, à une *cause spécifique* ; mais dont la nature et les conditions de production et d'entretien ne sont pas encore déterminées.

Beaucoup de praticiens disent que l'étiologie de la fièvre typhoïde se résume exclusivement dans l'agent typhique, dans le *contagium morbifique*, secondé par une disposition particulière de l'organisme à héberger ce facteur typhoïgène. La maladie n'aurait pas d'autre cause qu'un poison unique introduit par la contagion dans un organisme prédisposé par une réceptivité ou une imminence morbide spéciale. L'intoxication typhique aurait donc lieu d'emblée.

On voit qu'il est nécessaire que nos savants se livrent à de nouvelles recherches étiologiques et demandent aux clartés de l'expérimentation clinique de venir dissiper l'obscurité des faits de la pathologie. C'est au contrôle de la médecine expérimentale qu'il faut faire passer les prétendues influences causales et les soi-disants facteurs nosogènes.

(1) Un mode de croisement mal entendu du cheval normand avec le pur sang ; un élevage mal dirigé ; la vicieuse pratique de la préparation à la vente par un engraissement démesuré ; l'usage des polygonées et des fourrages avariés (ces aliments déterminant une altération du foie) et le transport, à de longues distances, des jeunes chevaux, par les voies ferrées. (Salle).

Contagion. — Si, comme pour la fièvre typhoïde de l'homme, on ignore quelle est la cause des manifestations spontanées de la fièvre typhoïde du cheval, il n'en est pas moins absolument certain que cette maladie est excessivement contagieuse (par infection et probablement par inoculation) et qu'elle se propage au moyen d'un virus des plus subtils.

M. Salle a provoqué le développement d'une fièvre typhoïde manifeste et même mortelle sur un mulet auquel il a injecté, dans la jugulaire, 3 grammes 50 de la vapeur recueillie, par réfrigération, dans l'atmosphère confinée d'une écurie où six chevaux typhiques avaient été rassemblés. Les prodrômes apparurent le troisième jour après l'inoculation.

Un auteur français, encore inconnu, affirme que la fièvre typhoïde du cheval est inoculable par le procédé suivant :

« Prendre la matière virulente sur des crottins frais (mucus et fausses membranes) d'animaux atteints de la fièvre typhoïde abdominale, au plus fort de la fièvre.

» Choisir, comme sujets d'expériences, des chevaux de quatre à cinq ans, prédisposés par leur âge à contracter la fièvre. » (*Bulletin et Mémoires de la Société centrale de médecine vétérinaire*, 1883, page V.)

D'après les expériences de M. Dieckerhoff, le sang des malades, injecté sous la peau ou dans la jugulaire d'autres chevaux, transmettrait la maladie, et l'incubation ne serait guère plus courte que lors de contagion naturelle.

Il est incontestable que la fièvre typhoïde est transmissible, attendu qu'autrement on ne verrait point son invasion coïncider avec l'arrivée d'un nouveau cheval (le premier atteint, du reste), dans une écurie de luxe parfaitement aménagée et où cette maladie n'a jamais régné, dans n'importe quelle saison et par quelque influence cosmique (atmosphérique, climatérique, tellurique, etc.) que ce fût. Mais ses propriétés contagieuses n'empêchent pas qu'elle puisse naître, comme celle de l'homme, en dehors de la contagion, c'est-à-dire du contact immédiat ou médiat des malades. Nous admettons la spontanéité clinique du développement de la maladie contagieuse ; mais non pas la génération spontanée des germes morbigènes.

Incubation. — On a constaté que, dans la contagion naturelle, la période d'incubation varie de trois à huit jours et se montre exceptionnellement d'une durée plus longue.

Prodrômes. — Les symptômes prémonitoires sembleraient n'avoir rien de caractéristique, rien d'alarmant, si l'on n'était dans un temps d'épizootie qui leur donne une signification toute spéciale et une gravité exceptionnelle, à laquelle il faut se hâter de faire face en soignant immédiatement les animaux atteints. Il faut tout faire pour juguler la maladie typhique (comme toutes les autres d'ailleurs) dès son invasion, alors que les désordres pathologiques sont le moins accusés et par conséquent le plus facilement réparables.

Voici quels sont ces prodròmes : attitude triste et nonchalante ; oreilles et lèvres flasques, pendantes ; repos alternatif sur deux ou trois membres ; démarche incertaine, titubante ; membres postérieurs se croisant pendant la marche ; reins insensibles ou d'une très vive sensibilité.

Bouche chaude, pâteuse ; langue blanchâtre sur sa face supérieure, rougeâtre sur ses bords et sa face inférieure. Dysorexie ou anorexie ; soif assez grande. Excréments durs et enveloppés d'une matière visqueuse.

Variations de température très manifestes, surtout aux oreilles et aux extrémités inférieures des membres.

Nous tenons à faire ici une recommandation des plus importantes qui nous est dictée par l'expérience. Lorsqu'une écurie, un quartier de cavalerie ou une localité sont aux prises avec la fièvre typhoïde, il faut surveiller très assidûment et très attentivement les chevaux paraissant encore exempts, non pas seulement pour pouvoir enrayer le mal à son début ; mais surtout afin d'interrompre immédiatement le travail de ceux dont le rhythme des fonctions commence à s'altérer, de ceux qui présentent un peu de tristesse, de torpeur et d'inappétence. Si l'on ne prend pas cette sage mesure, si l'on expose à une fatigue, même légère, un animal sous le coup de la maladie, celle-ci prendra beaucoup plus d'extension et il y aura tout à craindre que ses lésions organiques ainsi aggravées ne deviennent mortelles. *On ne perd guère que les animaux qui n'ont pas été suffisamment surveillés et ménagés.*

Symptômes. — Comme partout, on observe, en Algérie, le cortége, le complexus symptomatique suivant :

Grand accablement, faiblesse générale, attitude brisée, somnolence, hébétude; tête pendante; station debout presque permanente; bipède antérieur souvent écarté; dos plus ou moins voussé; rein insensible; infiltration œdémateuse des extrémités des membres. Marche pénible, alourdie et vacillante; le malade a une tendance à aller en avant, il se heurte aux objets environnants et se laisserait tomber si l'on ne lui venait en aide. Flexions brusques, saccadées, dans un ou plusieurs membres; craquements des articulations. Tremblements partiels (encolure, grasset, coude, fesses) ; poil terne et piqué ; crins s'arrachant facilement ; sueurs plus ou moins accusées. Yeux mornes, en grande partie voilés par la paupière supérieure, larmoyants et chassieux ; acuité visuelle diminuée ; paupières tuméfiées ; conjonctive infiltrée, rouge-jaunâtre, safranée, violacée, briquetée ou de couleur acajou et plus ou moins constellée de pétéchies. Insensibilité de l'ouïe : le malade ne paraît pas entendre le bruit qu'on produit autour de lui.

La bouche devient de plus en plus sèche, saburrale et fuligineuse.

Le cheval atteint de la fièvre typhoïde refuse presque toute nourriture et principalement l'avoine.

Sur certains typhisés, on observe des grincements de dents, des baillements, des envies de mordre un objet factice : ces symptômes ont toujours coïncidé avec l'existence de lésions sur la face interne de l'estomac. (Pourquier)

La pituitaire est rouge et présente assez souvent aussi des macules pétéchiales. Ces pétéchies, qui sont analogues aux taches rosées lenticulaires de l'homme et qui constituent un signe général d'adynamie, ne sont pas constantes : elles font défaut dans les cas bénins et au stade de début quand les troubles morbides ne sont pas encore très prononcés.

Artère tendue ; pouls faible, filant, plus ou moins accéléré, irrégulier, parfois intermittent, quelquefois dicrote et variant entre 50 et 110 pulsations. Battements du cœur précipités, tumultueux, forts et retentissants, contrastant avec la faiblesse du pouls. Il y a parfois du pouls veineux qui est alors généralement l'indice de complications cardiaques.

La température rectale s'élève jusqu'à 39, 40, 41, 42 et quelquefois même 43°. La thermométrie est, dans ce cas, d'une très grande valeur sémiotique. Le thermomètre donne de très précieuses indications sur la marche et la gravité du mal ; il est aussi un guide pour le traitement et presque un critérium pour le pronostic ; car les élévations subites à 42°, 43° et les abaissements brusques à 37° sont toujours des indices graves.

(Il faut noter que la température est constamment moins élevée aux extrémités inférieures des membres).

Respiration accélérée (20 à 60 battements de flanc par minute), profonde, plaintive, surtout lorsque la poitrine est atteinte. Il y a parfois de la toux et du jetage; quelquefois aussi, mais plus rarement, de l'épistaxis. Dans quelques cas, on entend, aux naseaux, un bruit de gouttelette nullement pathognomonique de la pleurésie; car la plupart des malades qui le présentent parviennent à guérir complètement.

Du côté de la poitrine, on peut, à l'auscultation et à la percussion, reconnaître tous les symptômes caractéristiques de la bronchite, de la congestion adynamique du poumon, de la pneumonie, de la pleurésie ou d'une affection du cœur, lorsque la muqueuse des bronches, le parenchyme pulmonaire, les plèvres ou l'organe central de la circulation sont particulièrement atteints.

Du côté de l'abdomen, on peut observer tous les symptômes de l'entérite. Les excréments se ramollissent et deviennent fétides ; quelquefois ils restent secs jusqu'à la mort.

Les urines, d'un aspect variable, sont huileuses ou sirupeuses et d'un jaune rougeâtre ou roussâtre, ou bien sanguinolentes.

Il apparaît parfois des troubles nerveux divers qui indiquent des localisations sur l'appareil cérébro-spinal.

Toutes ces expressions symptomatiques diffèrent plus ou moins des états similaires des maladies franches.

Les animaux atteints de la fièvre typhoïde maigrissent à vue d'œil : la dénutrition se fait très rapidement.

Disons encore qu'on observe souvent des accalmies matinales et des exacerbations vespérales ou nocturnes ; mais ces oscillations, qui se montrent parfois en sens inverse, ne sont pas aussi régulières et aussi constantes que chez l'homme.

A la dernière période de la fièvre typhoïde, lorsque le dénouement est fatal, tous les phénomènes cliniques s'accentuent davantage : la prostration augmente ; des tremblements généraux surviennent ; les crins s'arrachent sous le moindre effort ; le pouls faiblit et les battements du cœur deviennent plus forts ; enfin d'autres symptômes, variables suivant les organes affectés (comme le jetage sanguinolent et fétide de la gangrène pulmonaire, la diarrhée colliquative de l'entérite septique ou les convulsions du vertige), entourent la mort de leur terrifiant cortège.

Formes, manifestations et complications de la fièvre typhoïde. — L'action du virus typhique peut s'exercer sur l'organisme du cheval à des degrés différents et les modifications qui en résultent peuvent s'exprimer par des changements dans les formes, dans la marche, la durée et l'intensité de la maladie. Les localisations ou les formes morbides sont une affaire ou de concentration du virus, d'*insultus*, ou de susceptibilité de la part de l'organe particulièrement atteint.

L'altération du sang, phénomène pathologique initial, ne constitue généralement pas la seule particularité qu'on trouve sur les malades : cette altération de l'humeur sanguine a presque toujours un retentissement sur les principaux organes, dont l'intégrité fonctionnelle est entretenue par le liquide vivificateur. A la période d'invasion, période active de la maladie, la plasticité du sang est considérablement augmentée : aussi la fièvre typhoïde a-t-elle pour caractère saillant une extrême tendance à la manifestation de stases sanguines dans la plupart des organes vasculaires.

On comprend aisément combien il est difficile, dans un sujet pareil, de poser des lois générales et d'embrasser tous les cas. Nous devons donc nous borner à faire une synthèse sommaire ; car on ne peut guère qu'indiquer les chefs principaux sous lesquels se rangent les diverses expressions de la typhose.

Faisons observer, en premier lieu, qu'il peut très bien arriver qu'on ne constate absolument qu'une fièvre plus ou moins aiguë, parfois même très vive ; mais sans localisation du mal. Lorsque les animaux succombent, on est alors étonné de la discordance des lésions avec les symptômes fébriles si alarmants qu'on a notés.

Les déterminations anatomiques de la fièvre typhoïde font leur élection tantôt dans la poitrine, tantôt dans l'abdomen et parfois sur les centres nerveux, de là les trois formes cliniques : *forme thoracique, forme abdominale* et *forme nerveuse*, auxquelles il faut ajouter des *complications diverses*.

Nous ferons remarquer qu'il est des épizooties de fièvre typhoïde qui sont presque exclusivement caractérisées par la manifestation d'une seule des formes de la maladie. D'autres fois, une forme prédomine et les autres modalités se montrent sur quelques sujets qui s'y trouvent sans doute prédisposés par un état idiosyncrasique ou par une résistance moindre des organes atteints. Parfois, les autres localisations viennent se surajouter à la forme prédominante et aggraver plus ou moins l'état des malades. Il est plus rare que dans une épizootie les trois formes se partagent d'une façon à peu près égale le nombre des malades.

Dans sa très remarquable étude de pathologie comparée sur la fièvre typhoïde, notre distingué collègue, le Dr Servoles, fait judicieusement remarquer « qu'il est rarement possible d'établir, d'une façon indiscutable, quelles sont les circonstances qui donnent naissance à telle ou telle forme. On doit se borner à dire que ces manifestations sont influencées à la fois par le caractère et le génie de chaque épizootie ; par l'individualité, la constitution du malade, par l'intensité variable de l'intoxication ; enfin par l'influence saisonnière, les conditions hygiéniques ; etc... »

Forme thoracique. -- Les déterminations morbides sur l'appareil respiratoire sont variées dans leur siége, dans leur nature et dans leur forme. Tantôt elles affectent l'appareil bronchique, tantôt le parenchyme pulmonaire ; d'autres fois on a affaire à la broncho-pneumonie, à la pleurésie ou à quelques-unes des affections du cœur ou de ses séreuses. Le diagnostic précis de ces différentes expressions n'est pas toujours très facile, surtout lorsqu'on est en présence des formes ébauchées de la période prodromique ou lorsque les phénomènes morbides évoluent sourdement, ce qui est encore assez fréquent.

Dans la forme pulmonaire, presque tout l'appareil respiratoire participe à l'expression typhique. C'est une sorte de dissémination plus ou moins régulière de congestions adynamiques se décelant le plus souvent assez mal à l'auscultation. Comme chez l'homme, c'est lorsque les manifestations locales de l'empoisonnement typhique atteignent le parenchyme des poumons qu'elles revêtent ordinairement leur forme la plus insidieuse et la plus redoutable. C'était généralement cet état thoracique grave que nous trouvions à l'autopsie des chevaux que nous avons vu mourir à Alger durant l'épizootie de 1880-1881. La forme thoracique était aussi de beaucoup la plus fréquente ; mais, heureusement, le processus pathologique se bornait à un état de congestion passive qui, obéissant à l'action de la pesanteur, affectait, dans une assez faible étendue, les parties déclives des organes. C'était de la congestion hypostatique (souvent double) s'accusant par les symptômes que l'on connaît (matité ; obscurité respiratoire ; râles nombreux et assez caractéristiques, beaucoup plus communs que le bruit de souffle qui est alors l'indice d'une hépatisation complète).

De la congestion, l'altération pulmonaire passe quelquefois, mais assez rarement, à l'hépatisation : on a alors affaire à une pneumonie fibrineuse plus ou moins franche qui se révèle plus ou moins nettement à l'examen clinique. On peut entendre le râle crépitant humide et le souffle tubaire ; mais, parfois, l'oreille ne distingue qu'un murmure vésiculaire augmenté et plus ou moins rude.

Inutile d'insister sur les autres symptômes pathognomoniques de la pneumonie et de décrire ceux qui distinguent les angines, la laryngite striduleuse, l'œdème asphyxique de la glotte, la collection des poches gutturales, la bronchite, la broncho-pneumonie (forme très grave de la typhose), la pleurésie avec atélectasie des poumons (forme généralement mortelle), la péricardite, l'endocardite (qui est souvent funeste aussi par suite de la formation d'un caillot dans le cœur), etc., autres manifestations pectorales de la fièvre typhoïde et qui conservent dans ce cas leurs expressions symptomatiques ordinaires. Cette description élargirait trop le cadre de notre sujet. — Qu'il nous suffise de faire remarquer que la percussion costale est très souvent douloureuse et qu'elle ne permet pas généralement de distinguer la pleurésie de la pneumonie. On sait également que toutes les fois que la poitrine est prise, l'anxiété augmente, le flanc devient haletant et se retrousse. On connaît aussi la signification des différents jetages : le jetage est muqueux ou mucoso-purulent dans l'angine et la bronchite ; plus ou moins rouillé dans la congestion pulmonaire et la pneumonie ; et fétide lors de gangrène dans le poumon —.

Forme abdominale.— On peut encore observer, et c'est quelquefois la forme la plus commune de la typhose, des lésions plus ou moins profondes des organes abdominaux et principalement de l'intestin grêle. Cette entérite typhoïde s'accuse d'abord par de la pneumatose abdominale et de la constipation (les crottins sont durs, secs, coiffés et plus ou moins fétides) ; puis par de la diarrhée dont les caractères peuvent être plus ou moins inquiétants. L'état saburral de la bouche est alors très accusé; l'haleine devient infecte; le ventre est très sensible et collé aux lombes et le flanc est tremblotant. La maladie est toujours très grave lorsque les déjections sont liquides, brunâtres, noirâtres, sanguinolentes et d'une grande fétidité (l'hémorrhagie intestinale est presque constamment suivie de mort.) Les coliques causées par les troubles intestinaux sont plus ou moins intenses et plus ou moins fréquentes ; elles sont le plus souvent sourdes.

Parmi les localisations sur les organes abdominaux, on trouve encore parfois des hépatites aiguës et même suraiguës (Pollet, du Nord) et des néphrites se traduisant par leurs symptômes ordinaires.

Forme nerveuse ou *ataxique.*— La forme nerveuse s'accuse le plus communément par des paraplégies ou du vertige. Les paraplégies revêtent leurs symptômes habituels. Lors de vertige, le malade, presque continuellement plongé dans une profonde torpeur, est secoué plus ou moins fréquemment par de véritables accès vertigineux après lesquels il retombe dans son atonie comateuse.

On peut constater encore des attaques épileptiformes, de violents soubresauts musculaires, des convulsions dans telle ou telle région (grassets, encolure, ventre), un collapsus profond ou un délire violent avec envie de mordre (Contamine).

MM. Liautard et Meyer ont observé un trismus suivi de tétanos général et notamment d'ospisthotonos.

Ces différentes formes sont les plus redoutables parce que les affections des centres nerveux se montrent généralement d'une guérison difficile. Il est rare, par exemple, que le vertige typhoïde, lorsqu'il n'est pas mortel, n'amène point l'immobilité.

Complications diverses. — En outre des trois expressions de la fièvre typhoïde décrites ci-dessus (qui apparaissent en général séparément et qui, quelquefois, se réunissent par deux ou toutes les trois sur le même individu), il faut signaler un assez grand nombre de complications dont la gravité est plus ou moins à craindre, ce sont : des ophthalmies, des arthrites, des synovites, des exanthèmes, un thrombus à l'endroit de la saignée, des abcès sous-cutanés, des adénites, des parotidites, des lymphangites, de l'anasarque (des œdèmes de la face, de la verge et des membres) ou de la fourbure asthénique, — ces deux dernières sont souvent très graves et peuvent entraîner la mort —.

Comme autre complication, il faut signaler aussi l'avortement, qui est presque toujours mortel. Cet avortement survient vers le dixième jour de la maladie et paraît uniquement dû à l'hyperthermie des fébricitants. « Runge a montré, sur des chiennes, que les températures élevées avaient une action nocive sur l'embryon. L'hyperthermie prolongée détermine des contractions utérines et l'expulsion d'un fœtus ordinairement vivant. Les températures de 39° et 40° ne peuvent être supportées qu'à la condition d'être de courte durée. A 41°, l'avortement est constant et l'on a toujours un fœtus mort, même si la mère est sacrifiée avant l'accident.

» Ainsi, d'après Runge, quand une fièvre intense se prolonge, l'avortement peut survenir, soit par la mort du produit, soit simplement par les contractions des fibres musculaires de la matrice.

» Quoiqu'il en soit, la pathogénie de l'avortement, non seulement dans la fièvre typhoïde, mais encore dans la plupart des maladies aiguës, est loin d'être connue. C'est là un point intéressant digne d'attirer l'attention et d'être élucidé. » (Dr Servoles).

On a remarqué que, bien souvent, il y a une sorte de compensation entre les appareils où se font d'ordinaire les déterminations morbides, et si les symptômes prédominent d'un côté, on les voit alors s'atténuer de l'autre ; mais, malgré la prédominance de telle ou telle affection locale, qui semble constituer à elle seule le tableau clinique tout entier, on n'en a pas moins affaire à l'infection typhique accusée d'ailleurs par un état général tout à fait insolite.

Marche, durée, terminaison. — La marche et la durée dépendent de l'intensité et de la gravité que présentent les organopathies thoraciques ou abdominales et aussi des complications qui peuvent survenir du côté des centres nerveux ou ailleurs. La période prodomique est de courte durée, car c'est d'habitude du troisième au cinquième jour que s'effectue la localisation du mal.

La forme pectorale évolue le plus souvent en quinze jours et la forme abdominale en trois semaines. D'autres fois il arrive que la maladie, moins maligne cependant, dure davantage et semble guérir plus difficilement.

La défervescence s'annonce par un mieux sensible de l'état général, par l'apaisement de la fièvre et de ses phénomènes thermiques, par l'atténuation de tous les symptômes, par des sueurs et des mictions abondantes, le retour de l'appétit et des forces, etc...

La marche est généralement continue et la durée, pour les différentes formes, à moins de complications, n'excède pas, le plus souvent, 20 à 25 jours. On peut dire que la terminaison par la mort est presque exceptionnelle. Les pertes sont ordinairement de 8 à 10 pour cent.

Lorsque le dénoûment est fatal, il arrive dans un temps variant entre le cinquième et le vingtième jour et le plus communément entre le cinquième et le dixième. On observe quelquefois des cas où la fièvre typhoïde est à peu près foudroyante, attendu que les animaux ne restent pas plus de 24 à 48 heures visiblement malades. Il y a alors une intoxication profonde (asphyxique), une violente congestion du poumon, des embolies pulmonaires, une apoplexie cérébrale ou une endocardite avec caillot dans le cœur.

Au déclin de ses épizooties, la fièvre typhoïde se montre habituellement assez anodine : elle se présente avec une physionomie amoindrie, une durée plus courte et une curabilité plus grande. On ne voit plus que des fébricules.

On a constaté aussi, sans en avoir pu déterminer la raison exacte, que certaines épizooties de fièvre typhoïde sont, en général, bénignes ; tandis que d'autres sont très graves et enlèvent un grand nombre de leurs victimes.

Récidive. — Si les rechutes peuvent être à redouter, il n'en est pas de même, paraît-il, pour les récidives ; car on a remarqué fréquemment que les animaux éprouvés par la typhose sont, pour assez longtemps du moins, garantis contre une nouvelle atteinte : c'est ce qui explique sans doute, en outre des résistances constitutionnelles, pourquoi certains chevaux restent indemnes au milieu d'une écurie ravagée par le fléau. La durée de cette immunité varie beaucoup suivant les sujets.

Lésions morbides.— On trouve à l'examen des organes malades toutes les lésions des congestions et des inflammations vulgaires : rien de bien caractéristique. Il n'y a guère d'exception que pour le foie qui est ramolli et pour l'intestin grêle où se montrent assez ordinairement de petites plaques molles, en saillie mamelonnée, constituées par une matière pseudo-membraneuse de couleur jaunâtre et dont il est facile de reconnaître la nature.

Les glandules, les follicules clos, solitaires ou agminés, deviennent, dit M. Labat, turgescents et saillants ; leur cavité est agrandie et leur pourtour est infiltré, congestionné, rougi et souvent dépourvu d'épithélium. Les glandes ou plaques de Peyer, qui sont formées d'un agrégat de follicules clos, sont aussi le siège d'un travail morbide (infiltration, congestion ou inflammation) qui les met en évidence : leur fond prend une coloration lie de vin et leurs bords deviennent saillants et grisâtres. Quelquefois ces glandes, hypertrophiées, hypérémiées, se montrent cerclées d'une auréole rouge-noirâtre ; mais elles s'ulcèrent rarement et ne perforent presque jamais l'intestin comme cela arrive trop communément chez l'homme. Leur hypérémie est assez constante, néanmoins leur ulcération est rare (1).

La face interne de l'intestin grêle est souvent recouverte d'une abondante couche de mucus glaireux, blanc-jaunâtre et parfois roussâtre, qui serait, dit-on, un réceptacle à l'agent de la contagion, c'est-à-dire au facteur de la fièvre typhoïde. Vu extérieurement, l'intestin grêle, sur un fond vert plombé, présente des taches grisâtres et des plaques variant du rouge clair au rouge noir.

Le gros intestin offre aussi des plaques d'un rouge violacé tranchant sur le fond grisâtre de sa membrane.

Les ganglions mésentériques correspondant aux parties malades sont engorgés, ramollis et prennent une couleur rouge brunâtre ou noirâtre.

Stases sanguines dans les veines mésaraïques. Taches jaunes ou macules rougeâtres sur le péritoine, le mésentère et l'épi-

---

(1) Suivant notre collègue M. Servoles, la muqueuse intestinale est toujours atteinte chez le cheval comme chez l'homme ; mais les ulcérations, qui sont la règle chez ce dernier, constituent l'exception chez les solipèdes. Dans les deux cas, ces ulcérations sont le résultat d'un processus identique : elles peuvent déterminer des perforations et produire des péritonites mortelles.

ploon ; elles sont agglomérées dans une région ou disséminées sur les nombreux replis de la séreuse péritonéale.

La rate est généralement diffluente, remplie d'une boue gluante et noirâtre et plus volumineuse qu'à l'état normal ; elle ne présente que très rarement des bosselures ; mais elle montre souvent de petites taches pétéchiales brunâtres, des foyers hémorrhagiques sans aucun doute.

Le foie, augmenté de volume et plus ou moins jaunâtre, de couleur feuille morte, dans tout ou partie de son étendue, ecchymosé par places et toujours ramolli et friable, se déchire comme s'il était cuit. Ce ramollissement, cette désorganisation du foie, laquelle est constante et caractéristique, et la rétention, dans le sang, de la matière colorante de la bile, qui en est la conséquence, constituent, pour M. Salle, le point de départ de la maladie typhoïde.

Les reins sont parfois volumineux, hypérémiés et ramollis. Ils peuvent présenter des infarctus et même des foyers purulents. D'autres fois, on les trouve pâles et flasques, renfermant dans leur bassinet une matière visqueuse ressemblant à du pus et qui est formée d'une multitude de cellules épithéliales.

La vessie, réduite dans ses dimensions, montre souvent des pétéchies, des suggilations ou des taches hématiques. Elle renferme de l'urine fréquemment acide et albumineuse.

Il serait puéril de décrire longuement les lésions du poumon, des plèvres, du cœur, du péricarde, du cerveau, de la moelle épinière, des méninges, etc., lésions qui sont toutes produites par le même processus pathologique et qui paraissent n'avoir rien de spécial : les stases sanguines dont ces organes peuvent être le siége portent toutes les empreintes de l'adynamie, de la dyscrasie, ou mieux de l'infection profonde du liquide vivificateur par un agent morbifique.

Dans l'apoplexie du poumon, par exemple, on trouve cet organe engorgé, tuméfié et d'un rouge violacé ; il ne s'affaisse pas ; à la coupe il s'en écoule une sérosité jus de mûre plus ou moins spumeuse : ce sont bien là les caractères de la congestion pulmonaire. Sa genèse dépend de l'état de faiblesse qui domine l'organisme : la tonicité des capillaires est amoindrie et, par suite, le sang stagne dans leur cavité. Cette hypostase asthénique du sang amène des modifications plus ou moins profondes dans la structure et la consistance du parenchyme pulmonaire qui présente alors à la coupe un aspect analogue à celui de la rate, d'où le nom de *splénisation* donné à cette altération. La *splénisation*, caractéristique de la congestion pulmonaire, diffère de l'*hépatisation* propre à la pneumonie en ce que le poumon est moins dense et moins lourd. Dans l'hépatisation la coupe est plus nette, plus compacte et il ne s'en écoule que très peu de liquide; on trouve, en outre, les thromboses autochthones des vaisseaux qui caractérisent la véritable pneumonie fibrineuse. Entre la simple congestion et la pneumonie franche on peut rencontrer les différents degrés intermédiaires.

Les séreuses, comme les plèvres, le péricarde et l'endocarde, présentent, en plus ou moins grand nombre, des arborisations et des taches ecchymotiques de formes et de dimensions variables. Le cœur est mou, plus ou moins dilaté, souvent décoloré et maculé de pétéchies. On trouve parfois aussi de la congestion passive des sabots avec des complications de gangrène; des infiltrations œdémateuses dans le tissu cellulaire; des suffusions sanguines dans les muscles qui se montrent plus ou moins pâles, lavés et flasques, etc., etc.

Nous avons constaté, comme M. Labat, que, lors de localisation du mal. il n'y a guère que le système atteint qui offre des lésions appréciables. Quand la maladie est cantonnée dans la poitrine, on ne remarque rien ou presque rien d'anormal dans l'abdomen et réciproquement. On sait que chez l'homme la localisation n'est jamais aussi complète puisque, quelle que soit la forme prédominante, les lésions intestinales sont constantes et constituent même la caractéristique de la maladie. Lorsqu'elles font défaut sur les plaques de Peyer on peut les retrouver sur les follicules clos solitaires, sur les glandes du gros intestin, du duodénum, de la portion pylorique de la muqueuse de l'estomac, etc.

Un des caractères nécropsiques les plus accusés et les plus fréquents, c'est la décomposition rapide des cadavres.

Examen du sang. — Il est incontestable que le phénomène pathologique primitif, essentiel, de la typhose consiste dans une intoxication du sang par des agents inconnus qui produisent la dyscrasie de cette humeur; mais il convient d'ajouter qu'on ne connaît point encore ni la nature des éléments typhoïgènes ni celle des modifications profondes, intimes, qu'ils impriment au liquide hématique.

A la période d'invasion, on a constaté de l'hypérinose: la proportion de fibrine est à peu près le double de l'état normal; le sang se coagule en 7, 8, 9 minutes, c'est-à-dire en moitié moins de temps que d'ordinaire. Le caillot blanc ne représente plus conséquemment qu'une très faible partie du sang coagulé, parce que les hématies se laissent emprisonner dans les parties supérieures du caillot avant d'avoir eu le temps de descendre, en vertu de leur densité, dans les couches inférieures.

Après la mort, et souvent avant, le sang se montre noir, pois-seux, liquide, incoagulable, atramentaire et ses globules rouges sont plus ou moins déformés (étoilés, déchiquetés, ratatinés), et quelquefois même détruits. Ils se rassemblent pêle-mêle au lieu de se mettre en pile de monnaie. Les examens microsco-piques des tissus malades ont démontré aussi que, dans l'orga-nisme, ces globules ont une tendance à se réunir et à se coller aux parois des vaissseaux.

Une particularité très curieuse du sérum hématique, que M. Barreau et d'autres vétérinaires considèrent comme un ca-ractère propre aux affections typhoïdes, c'est la coloration vert bleuâtre que prend ce liquide lorsqu'on le traite par l'acide azotique (1), à partir du moment où il est teinté de rouge par les hématies en voie de désorganisation. Cette réaction du sang, bien qu'elle n'ait rien de pathognomonique au point de vue du diagnostic et qu'elle ne constitue pas une méthode infaillible, permet souvent de préjuger de l'avenir de la maladie; car elle est presque toujours un indice fatal.

Dans le sang noir et sirupeux des typhiques, MM. Chauveau et Arloing, en outre des cristaux, de formes si remarquables, d'hémoglobine, d'hématoïdine et de cholestérine (2), des glo-bules rouges-altérés, de la matière colorante de la bile et des pigments biliaires, ont trouvé des microbes bactériens (granu-lations punctiformes mobiles ou à l'état corpusculaire simple, isolé ou géminé et quelquefois même sous forme d'un bâtonnet court), mais dont la spécificité n'est pas encore suffisamment démontrée pour qu'il y ait lieu de les considérer aujourd'hui comme les seules et véritables causes de la maladie.

---

(1) « Lorsqu'on verse un acide dans le sérum, on voit, dit le docteur Servoles, deux phénomènes se produire : d'abord formation d'un précipité dû à la coagulation de l'albu-mine, et, en second lieu, par suite de la présence fréquente des sels biliaires, l'apparition de diverses teintes variant du vert tendre au vert sombre, du bleu céleste au bleu foncé. »

M. Roucher, pharmacien principal, a remis à M. Salle la note suivante : « Le sérum qui m'a été adressé était remarquable par sa viscosité et sa couleur d'un jaune verdâtre assez foncé. Traité par l'acide azotique, il a donné un coagulum d'un gris bleuâtre. L'acide sulfurique concentré formait dans ce sérum un coagulum bleu d'indigo foncé, soluble en bleu verdâtre dans un grand excès d'acide ; l'acide azotique ajouté à cette liqueur lui communiquait une couleur rouge pourpre.

» Le sérum agité avec du chloroforme ou de l'éther s'est coagulé sans abandonner de matière colorante à ces dissolvants. Tout porte à croire que le sérum en question renfer-mait l'un des principes colorants de la bile. »

(2) Ces cristaux peuvent être considérés comme le critérium de la fièvre typhoïde lors-qu'on les observe sur le vivant ou moins de quinze heures après la mort. On dit qu'ils sont formés de phosphate acide de chaux ou de phosphate de magnésie. Il est certain qu'ils sont solubles dans l'acide acétique et insolubles dans l'alcool. Comme on ne les voit guère qu'après la mort, il est probable que leur production est due à l'arrêt de la circulation, à l'acidité et au refroidissement du sang.

M. Nocart a découvert aussi dans le sang des chevaux typhiques un grand nombre d'éléments figurés : courtes bactéridies immobiles, microbes en battant de cloche, en 8 de chiffre, microcoques isolés, géminés ou en chaînettes, tous ces derniers animés de mouvements giratoires assez rapides.

M. Salle a remarqué qu'aussitôt après la mort le sang des chevaux typhiques présente quelquefois la réaction acide.

Nature de la fièvre typhoïde. — Nous avons dit que la fièvre typhoïde altère d'emblée la totalité du sang et détermine consécutivement, dans presque tous les tissus, des perturbations trophiques plus ou moins profondes. L'altération du sang constitue le phénomène morbide primordial : tous les autres lui sont corrélatifs. Cette intoxication du liquide hématique, ce *typhoïdisme*, met le désordre au foyer de l'innervation et trouble par conséquent toutes les fonctions vitales : elle fluxionne plus ou moins les organes ; elle provoque des phlegmasies bâtardes, des altérations dynamiques, des nutritions vicieuses et des lésions matérielles donnant lieu à des formes, à des modalités cliniques différentes. La dénutrition est généralement portée à un degré très élevé. Les modifications anatomiques constituent évidemment des phénomènes morbides très importants ; mais elles sont dominées par l'état général, par l'espèce d'empoisonnement qui est certainement le point de départ du drame pathologique.

D'après Schütz, la fièvre typhoïde des solipèdes rentrerait dans le groupe des processus érysipélateux et n'aurait rien de commun avec la fièvre typhoïde de l'homme.

Aujourd'hui, la fièvre typhoï de du cheval peut être considérée comme une maladie infectieuse et virulente altérant primitivement le sang et conséquemment tout ou partie (et plus ou moins) des organes du malade, suivant l'aptitude morbide de ces organes.

Traitement. — Il faudrait, dit avec juste raison M. Vulpian, découvrir le facteur typhoïgène et chercher ensuite à le détruire ou à le paralyser dans les humeurs et les tissus des typhisés. Ou bien il faudrait trouver des médicaments qui puissent agir sur la substance organisée pour la rendre réfractaire aux agressions de l'agent nocif ou pour faire disparaître les effets de ces agressions. Telle est aujourd'hui l'opinion de tous ceux qui croient au progrès et à l'avenir de la thérapeutique, de ceux qui ne doutent pas que l'impuissance de la médecine dite rationnelle cédera un jour la place à l'efficacité de la médecine spécifique.

En attendant que nous ayons trouvé le traitement spécifique, le microbicide de la fièvre typhoïde, il faut nous contenter de combattre les troubles fonctionnels et les lésions organiques par les moyens thérapeutiques les plus appropriés, par ceux que l'expérience nous indiquera comme ayant le plus de puissance bienfaisante.

Nous avons déjà dit qu'il fallait tout faire pour enrayer la maladie dès son début, alors que l'infection est moins complète et les désordres pathologiques moins grands. Il ne faut pas se laisser déborder par le mal, parce qu'il est trop tard ensuite pour intervenir utilement. C'est un grand tort de croire que toutes les maladies ont un cycle fatal à parcourir et que le rôle du médecin doit se borner à aider la nature dans ses efforts de réaction. Il faut attaquer l'incendie morbide dès qu'il commence et l'arrêter net si c'est possible : il n'y a point, ce nous semble, de meilleure méthode thérapeutique que celle-là ; c'est la seule vraie ; c'est la seule que doive suivre tout médecin digne de ce nom. Nous devons être d'abord et surtout des *guérisseurs* : car la médecine est avant tout l'art de guérir.

Si nous pensons qu'en attaquant sérieusement la fièvre typhoïde à sa période prodromique on puisse la faire avorter, nous ne ne voulons pas pour cela mettre à l'actif de la méthode que nous préconisons les guérisons *naturelles* des formes ébauchées ou abortives, guérisons qui peuvent s'opérer sans traitement et qu'il suffit d'aider un peu par une bonne hygiène. Nous ne voulons pas non plus imputer aux autres méthodes les insuccès du traitement des cas d'une gravité extrême, des cas qui, fatalement mortels, défient tous les efforts thérapeutiques quels qu'ils soient et d'où qu'ils viennent.

Le traitement doit avoir quatre buts : prévenir ou combattre les lésions organiques, soutenir la vitalité des malades, apaiser la thermogenèse et détruire l'élément infectieux.

M. Trasbot, après avoir démontré que la fièvre typhoïde du cheval présente, au stade d'invasion, tous les caractères d'une fièvre inflammatoire, recommande avec insistance la spoliation sanguine, mais au *début* seulement et toutes les fois que l'état général l'indique, afin de prévenir tous les mouvements flexionnaires et en particulier les apoplexies pulmonaire et cérébrale qui sont presque les seules causes des terminaisons funestes ; et aussi pour abaisser la température fébrile qui engendre, entretient et exaspère les perturbations morbides. On peut retirer de 3 à 6 litres de sang, suivant la taille et l'état des animaux et la gravité des phénomènes pathologiques initiaux. Lorsque

la maladie a plusieurs jours d'existence, l'émission sanguine
devient inutile d'abord et, plus tard, tout à fait contre-indi-
quée. « On guérit facilement les malades qu'on a saignés dès le
début, dit M. Wéber. Une fois qu'il y a des lésions d'organes
il est souvent trop tard. » Il est du reste facile de comprendre
que saigner lorsque le sang est *coagulé* dans la partie congestionnée c'est une opération tout à fait inutile et qui peut même
devenir dangereuse, si elle achève d'anémier le malade.

La première indication à remplir et sur laquelle tout le
monde est d'accord, c'est l'application de révulsifs, de sinapismes volants sur tout le corps et les membres et de sinapismes
à demeure sous la poitrine ou sous l'abdomen : la puissance
de leur efficacité est incontestable. On peut faire aussi des frictions avec l'huile de croton étendue d'alcool, ou avec l'eau sédative renforcée par l'addition d'ammoniaque.

On recourt ensuite aux évacuants, aux purgatifs salins, dans
le but de débarrasser le tube intestinal des matières fermentes-
cibles.

Il faut, en outre, employer les hypothermiques et surtout les
antipyrétiques afin de diminuer les combustions organiques,
d'enlever le calorique morbide et morbigène et d'arrêter conséquemment le processus évolutif qui se rapproche sans doute
de celui des fermentations. La fièvre typhoïde du cheval a
d'ailleurs suffisamment d'analogie avec celle de l'homme pour
qu'on suive les mêmes grandes lignes de traitement.

Les sulfates de soude ou de magnésie, le salicylate de soude
et l'iodure de potassium doivent être donnés au début, dit M.
Trasbot, pour diminuer la trop grande plasticité phlogogène
du sang. La dose journalière des sulfates de soude et de magnésie est de 100 à 200 grammes ; on peut donner 300 grammes
et même davantage le premier jour. Celle du salicylate de 10 à
20 et même de 30 grammes ; quelques praticiens parlent de 50
à 100 grammes (on ajoute autant de bicarbonate de soude pour
éviter l'irritation de l'estomac et de l'intestin). La dose quoti-
dienne de l'iodure de potassium est de 5 à 10 grammes. Ces
doses sont administrées en deux fois.

M. Salle recommande l'aloès, donné plusieurs jours de suite
à petites doses, parce qu'il dégorgerait le foie dont l'altération
protopathique deviendrait, suivant cet auteur, la cause primordiale de toute l'infection typhoïde.

Outre son action antithermique, qui lui permet de combattre
les troubles fébriles, et de son action antiseptique microbicide,
le salicylate convient spécialement encore lors de complication
d'endocardite aigue, d'après ce que nous affirme M. Trasbot.

L'acide salicylique, qu'on peut, dit-on, donner à la dose de
25 à 50 grammes, par 24 heures, est aussi un des meilleurs hypothermiques et même un apyrétique ; il est facile avec lui de
produire un abaissement appréciable, régulier et permanent de
la température et une amélioration sensible de l'état général
du malade. Il n'est guère possible d'employer chez le cheval,
dans le même but, le sulfate ou le sulfo-vinate de quinine (en
injections hypodermiques, bien entendu, afin d'économiser sur
les doses) : ces médicaments sont d'un prix trop élevé ; si on
les prescrivait à l'intérieur il faudrait au moins 4 à 10 grammes
chaque fois (on sait qu'il faudrait aussi favoriser leur absorp-
tion au moyen des boissons acidulées). La quinine ne peut
être donnée qu'aux chevaux d'une grande valeur.

L'iodure de potassium est sérieusement préconisé par M.
Trasbot parce que, en excitant la sécrétion de la muqueuse
respiratoire, ce médicament atténue les effets de l'afflux sanguin sur le poumon.

Dans la congestion pulmonaire et dans la pneumonie, l'action de l'iodure de potassium est avantageusement secondée,
suivant M. Trasbot, par la digitale administrée à la dose quo-
tidienne de quatre grammes : en incitant le pneumo-gastrique
la digitale régularise la circulation générale, tempère les pal-
pitations du cœur, relève même l'atonie cardiaque et stimule
en outre les contractions du poumon.

Les lavements d'eau froide additionnée d'acide phénique
(cinq à dix grammes) ont été recommandés comme antithermiques et antiseptiques. Ils agiraient par action réflexe sur les
vaso-moteurs et par action spécifique sur les microbes fébrigènes. Mais nous ne devons pas paraître ignorer que M. Albert
Robin croit les préparations phéniquées absolument malfaisantes (1).

---

(1) D'après M. Albert Robin : « Un organisme qui subit les atteintes destructives de la
fièvre typhoïde perd plus de soufre et de potasse, éléments histogénétiques, qu'un individu bien portant et convenablement nourri ; cet organisme s'achemine donc vers l'ina-
nition minérale, et l'on sait combien sont graves les effets de celle-ci sur la nutrition des
systèmes nerveux et musculaire et de tout l'individu en général. Or, le phénol, qui augmente cette déminéralisation, doit être sévèrement proscrit de la thérapeutique de la
fièvre typhoïde, et c'est bien sur le compte de ce médicament qu'il faut mettre les
accidents nerveux et cachectiques observés pendant ou après son administration, accidents qui dépendent, pour une part au moins, de la déminéralisation qu'entraîne l'élimination du phénol. »

Une deuxième conséquence découle des recherches de M. Robin, c'est qu'on doit pros-
crire du traitement de la fièvre typhoïde tous les médicaments qui s'éliminent suivant le
même mode que le phénol. Ce fait est important puisque plusieurs des médicaments qui
sont dans ce cas, jouissant de propriétés antiseptiques ou antipyrétiques, tenteraient certainement tôt ou tard un thérapeutiste qui ignorerait leur action chimique sur la nutrition.

M. Aureggio déclare avoir obtenu plusieurs succès inespérés avec les affusions d'eau froide sur tout le corps. Les chevaux doivent être ensuite enveloppés dans plusieurs couvertures et promenés au soleil. On sait que la méthode de Brand est avantageusement employée en médecine humaine. Les bains froids ou tièdes, les lotions et les frictions, bien qu'ils n'enrayent probablement pas le processus calorigène, ont néanmoins la propriété d'abaisser la température du corps, — peut-être aussi celle d'arrêter la pullulation microbienne ; — mais, en tout cas, ils produisent une détente manifeste, une défervescence notable. Il va sans dire maintenant que les effets du refroidissement pouvant être une cause puissante d'accidents, il importe d'être excessivement prudent dans l'application des différents modes de réfrigération pratiqués dans un but thérapeutique. Etant donnés les formes, les allures, les degrés et la spontanéité habituelle de la guérison de la fièvre typhoïde, on ne s'étonnera pas de nous voir partager l'opinion de M. Glénard qui repousse la formule impérative de M. Brand en tant que formule systématique et surtout obligatoire.

Quand il y a de la diarrhée, on cesse l'administration des laxatifs et l'on donne, en électuaire, 10 grammes de camphre et d'asa fœtida qui sont, nous apprend M. Trasbot, de beaucoup préférables aux astringents. Dans le cas d'hémorrhagie intestinale, le tannin produit parfois cependant de réels succès. On dit le plus grand bien aussi de l'action antidyssentérique du seigle ergoté.

Nous n'hésitons pas à déclarer que la méthode dosimétrique défervescente nous a donné d'excellents résultats. C'était à vue d'œil et presque à volonté que nous faisions tomber la fièvre qui dominait toute la scène à la période d'invasion, que nous calmions la respiration et la circulation et que nous abaissions la température des malades. Comme antipyrétiques, les alcaloïdes sont de véritables armes de précision, de sorte que pour le traitement de la fièvre typhoïde il suffit de leur adjoindre les agents les plus capables de combattre la cause septique de la maladie, et la guérison est tout aussi assurée que par les autres méthodes thérapeutiques. La fièvre typhoïde étant de nature adynamique ou ataxique, il faut, dit le Dr Burggraeve, combiner les névrosthéniques et les défervescents, c'est-à-dire donner la strychnine et l'aconitine, auxquelles on joint la vératrine. Tous les antithermiques et surtout les antipyrétiques sont indiqués ; mais il faut compléter le traitement par les révulsifs, les évacuants et les antiseptiques.

Ce n'est guère qu'à l'époque de la convalescence ou lorsque l'hyposthénie commence à se manifester qu'il faut donner les toniques (fer (1), gentiane, quinquina en poudre, en tisane ou en alcoolé, noix vomique, acide arsénieux) ; les stimulants diffusibles (l'acétate, le carbonate ou le chlorhydrate d'ammoniaque, 100 à 150 grammes ; l'alcool, 200 à 250 grammes par jour, c'est un agent sthénique qui enraye la dénutrition ; le café ; le thé ; l'éther ; les essences aromatiques ; l'essence de térébenthine, 25 à 30 grammes: elle tonifie les vaisseaux, agit comme excitant, antiputride, diurétique et sudorifique ; etc.) ; les excitants ; les diurétiques (l'azotate ou mieux l'acétate ou le carbonate de potasse) et les diaphorétiques.

On recourt également aux gargarismes acidulés pour déterger la bouche et réveiller l'appétit.

Régime et hygiène des chevaux typhiques. — Il nous paraît essentiel de ne pas mettre les malades à la diète ; il faut leur donner, peu mais souvent, des aliments très substantiels sous un petit volume et de très facile digestion, tels que du pain, de la farine d'orge, de seigle ou de blé, des carottes, de la luzerne, du trèfle vert, etc. On doit varier la nourriture et présenter aux animaux les aliments dont ils sont le plus friands. On salera ces aliments, surtout s'ils sont secs.

Lorsque les malades montrent à la fois de l'anorexie et de l'adypsie, on doit les soutenir avec du café ou avec du thé de foin additionné de farine de froment qu'on fait boire avec la seringue en tenant la bouche fermée au moyen d'une pince spéciale embrassant les lèvres (système très simple et très pratique imaginé par notre distingué confrère et ami M. Lefebvre, vétérinaire au Hâvre). La fièvre typhoïde se compliquant souvent de laryngo-pharyngite causant de la dysphagie, il est prudent de ne pas faire boire avec la bouteille pour éviter que les liquides pénètrent dans la trachée et les poumons. L'administration des breuvages avec la seringue ou une pompe et la pince labiale de M. Lefebvre est un moyen qui devrait être toujours préféré parce qu'il est de beaucoup le plus commode et jamais dangereux, et aussi parce que, en tenant un seau sous la bouche de l'animal, on peut recueillir tout le liquide qui tombe : non-seulement il y a économie, mais on est alors absolument certain de la quantité de breuvage ingérée.

Inutile de recommander les bons pansages, une aération suffisante, une température uniforme, les couvertures, de l'espace pour les malades et tout ce qui constitue l'hygiène classique.

Pendant la convalescence, il faut aussi soigner le régime et

---

(1) M. Salle conseille l'acétate de fer qu'on peut préparer facilement avec du vinaigre dans lequel on projette de la petite ferraille chauffée au rouge blanc.

l'hygiène d'une façon toute spéciale : supprimer plus que jamais la diète et bien nourrir les animaux avec des aliments de choix distribués toujours peu à la fois et souvent. On donne d'abord des barbotages faits avec du thé de foin et de la farine d'orge ou de blé, puis on augmente progressivement la ration d'orge ou d'avoine.

Si les animaux restent sans appétit et faibles, notre savant collègue, M. Cagny fils, conseille les injections hypodermiques de vératrine (10 centigrammes en 4 ou 5 fois dans la journée et plusieurs jours de suite) qui donne de l'appétit et de l'énergie, souvent d'une manière durable.

On sait que de petites promenades par le beau temps font le plus grand bien aux convalescents.

Il est bien entendu que si l'on veut éviter des rechutes généralement mortelles ou des accidents graves, il ne faut faire reprendre de service aux chevaux que lorsqu'ils sont complètement rétablis et il faut en outre ne les entraîner que peu à peu au travail.

Prophylaxie. — Alléger d'abord le service des animaux ; le supprimer entièrement pour ceux qui présentent les plus petits symptômes pouvant faire craindre l'invasion du mal.

Eviter l'encombrement ; aérer en permanence les écuries, les blanchir à la chaux vive, y répandre du chlorure de chaux et de l'acide phénique, etc... Faire des lavages avec l'eau surchauffée et projetée par une machine à vapeur. Employer comme microbicides et sporicides les agents classés en première ligne par le D' P. Miquel dans son remarquable travail publié par la *Semaine médicale*, n° *du 30 août* 1883 (1). Faire

(1) Ces agents sont : le bi-iodure et le bichlorure de mercure, l'iodure et l'azotate d'argent qui, en solution étendue au 1/10,000°, détruisent, au bout de quelques jours, les germes des microbes aussi sûrement que la température sèche de 150° prolongée pendant plusieurs heures ; puis l'iode, le chlore et le brôme, au même état de dilution ; puis viennent les acides osmique et chromique qui, pour agir efficacement, doivent être au moins ramenés à 1/1,000°. Quant aux autres substances (comme le sulfate de fer l'acide phénique, etc,, etc.) préconisées généralement pour mettre un frein au développement des microbes, elles sont incapables d'atteindre la vitalité de leurs germes, de sorte que les spores, dont la germination a pu être momentanément empêchée par la présence de ces substances, conservent leur puissance prolifique et peuvent évoluer dès qu'elles se trouvent dans des conditions propices. C'est donc aux *microbicides-sporicides* qu'il faut s'adresser et non pas aux simples microbicides, qui ne donnent qu'une sécurité illusoire. Il faut par conséquent, aujourd'hui, remplacer l'acide phénique par les sels de mercure et d'argent indiqués plus haut — *le bichlorure de mercure pour la pratique vétérinaire* — sels qu'on emploiera dans des proportions plus fortes que celles qui ont suffi pour les expériences de laboratoire. Il importe de rapporter encore ici que M. Miquel dit n'avoir rien obtenu des fumigations d'acide sulfureux. L'habile expérimentateur recommande de désinfecter avec la solution suivante : *sulfate de cuivre, 20 grammes ; acide sulfurique à 66°, 40 grammes ; eau 1000,* solution dont le prix de revient est de 3 centimes par litre,

disparaître ou nettoyer toutes les sources de pestilence, tous les cloaques, égoûts, fumiers, fosses. etc... plus ou moins infects, qu'on est en droit de considérer comme des foyers microbigènes et typhoïgènes. Il faut tout faire pour modifier les conditions d'évolution et de propagation des micro-germes et tarir la source où s'alimente l'épizootie typhique. Il faut, en un mot, suivre toutes les indications prophylactiques auxquelles conduisent les données étiologiques les plus judicieuses et les plus rationnellement scientifiques.

L'acide salicylique, qui est un des meilleurs antifermentescibles, c'est-à-dire un microbicide et même un sporicide puissant contre les ferments, ne pourrait-il pas être donné dans les boissons (dans du son frisé s'il n'est pas soluble dans l'eau) comme moyen préventif ?

On peut aussi chercher un remède préventif parmi les agents dont la puissance aseptique est bien démontrée. Peut-être, comme pour les liquides de culture, suffirait-il de bien peu de chose pour rendre le sang inapte à la pullulation du microbe typhoïgène et pour conjurer les funestes effets de cet agent si redoutable.

Inutile d'insister sur les mesures d'isolement les plus rigoureuses et les plus absolues qu'il faut prendre à l'égard des chevaux typhiques si l'on veut éviter que le fléau ravage toute une écurie, tout un quartier de cavalerie ou tout un pays ; ces mesures se devinent et se formulent trop aisément pour qu'il soit nécessaire d'en faire même l'énumération.

C. Pétéchies conjonctivales.

On sait que les pétéchies conjonctivales, analogues des taches rouges lenticulaires de la poitrine chez l'homme, sont, le plus souvent, un des symptômes de la fièvre typhoïde du cheval ; mais elles n'en constituent pas un symptôme pathognomonique, et l'on peut même dire qu'elles n'ont guère de valeur diagnostique précise puisqu'elles s'observent dans d'autres maladies, le sang de rate et l'anasarque, par exemple. En Algérie, ce signe de complication d'adynamie ou d'altération du sang est très fréquent en été attendu que dans presque toutes les maladies un peu graves, *quelle qu'en soit la nature*, la conjonctive, qui est infiltrée et d'une couleur rouge safranée, se montre constellée par un semis plus ou moins confluent de macules pétéchiales. On observe ces pétéchies aussi bien lors de fractures, d'accès de pousse, de tétanos, de coliques, que dans les affections pulmonaires, dans les entérites et le vertige, maladies qu'on pourrait prendre pour des formes de la fièvre

typhoïde, pour des affections contagieuses, si l'on n'était prévenu Ce serait donc une erreur que de considérer toutes les
pneumonies, les entérites et les vertiges qui apparaissent pendant les fortes chaleurs comme des expressions de la fièvre
typhoïde. Les taches pétéchiales n'ont, à notre avis, d'autre
signification que d'indiquer un état adynamique. Il suffit, du
reste, de faire l'examen microscopique du sang pour constater
qu'on n'y trouve jamais les remarquables cristaux d'hémoglobine qui caractérisent la fièvre typhoïde.

D. Conjonctivites purulentes.

L'inflammation purulente, sans granulations, de la muqueuse
palpébrale est très fréquente sur les chevaux, en Algérie, pendant la saison d'été et dans certaines localités plus particulièrement qu'ailleurs. En 1872, à Orléansville, durant les fortes
chaleurs, nous avons eu à soigner une quantité considérable de
conjonctivites purulentes, quelquefois compliquées de kératites.
Tenant beaucoup à découvrir la cause de ces ophthalmies nous
avons cherché à les déterminer expérimentalement. Nous
avons mis, dans les yeux de nos chevaux d'expériences, de la
poussière des routes, du terrain de manœuvres, du râtelier ; au
milieu de la journée, nous avons placé des animaux en plein
soleil, pendant plusieurs heures de suite, devant des murs très
blancs et produisant la plus vive réverbération : jamais nous
n'avons pu amener le développement complet de la conjonctivite purulente spéciale avec laquelle nous étions aux prises. Le
pus des yeux malades nous a paru seul capable de produire
cette affection oculaire : c'est sans doute là une cause de propagation (qui a pour principal auxiliaire les éponges de pan-
sage) ; mais ce n'est pas la cause première de l'invasion, la
cause provenant de l'extérieur.

Cette conjonctivite n'est heureusement pas grave et elle guérit facilement après une ou deux cautérisations au nitrate d'argent, par les soins de propreté constants, l'emploi répété des col-
lyres astringents et l'application d'un bandeau protecteur mate-
lassé avec des étoupes et imprégné d'eau alunée. Lorsque
l'affection était traitée dès son début, il nous suffisait généralement d'absterger la face interne des paupières avec un liquide
antiseptique et de faire ensuite des instillations avec la solution
de nitrate d'argent (2 °/₀). Pour ces deux opérations, nous
nous servions d'un pinceau très doux et d'un compte-gouttes
avec aspirateur en caoutchouc.

Plusieurs fois nous avons vu cette conjonctivite provoquer
la formation d'un ptérygion, qu'on guérit facilement et radica-

lement par l'ablation complète du corps clignotant, opération aussi simple que peu dangereuse. M. Pâté, notre sympathique vétérinaire principal, nous a dit avoir guéri fréquemment l'*onglet* de la même façon. Il n'y a, du reste, pas d'autre remède.

E. **Lichen vésiculeux ou gale bédouine.**

La gale bédouine, encore appelée *eczéma zébré de la tête,* parce qu'elle détermine, sur la face, de longues traînées d'érosions qui ressemblent à des zébrures, est très fréquente sur les chevaux, en Algérie, pendant toute la période des grandes chaleurs. Toutes ces traînées sont plus ou moins sinueuses, serpigineuses, comme des larvures, et presque toutes longitudinales comme si elles étaient causées par l'écoulement d'une humeur ou d'une sueur corrodante provenant des parties supérieures de la face. On dit que la gale bédouine est produite par la cristallisation, dans les glandes sudoripares, des sels (le chlorure de sodium notamment) de la sueur, dont l'eau seule s'évapore à travers les pores de la peau sous l'action d'une forte température. Ces petits cristaux laissés par l'évaporation, ayant des arêtes plus ou moins vives, agiraient comme des corps étrangers et irriteraient suffisamment les glandes pour provoquer leur inflammation, leur gonflement et amener conséquemment l'apparition de ces petits boutons, des papules vésiculeuses qui pullulent sur la peau, principalement dans les régions où celle-ci est le plus fournie de glandes sudoripares.

Pendant l'été de 1881, la gale bédouine s'est montrée très commune sur les chevaux arabes ; mais plus encore sur les chevaux de luxe français.

Les chevaux jeunes, les gras, ceux surtout qui ne sont pas entraînés au travail et qui transpirent abondamment, en sont les premiers atteints.

A la suite des frottements continus auxquels se livrent les animaux torturés par un prurit irrésistible, la gale bédouine amène rapidement sur la face, sur l'encolure, à la queue et aussi à tous les endroits où frottent les différentes parties du harnachement, des plaies superficielles, il est vrai, mais toujours saignantes et assez rebelles à la cicatrisation, envenimées qu'elles sont, d'une façon incessante, par les piqûres des mouches. Ces plaies, qui rendent les chevaux très laids lorsque la face en est couverte et qui les mettent indisponibles lorsqu'elles siègent aux endroits où portent le collier, la sellette, la selle, etc..., deviennent fréquemment, si l'on n'y prend garde, le point de départ de ces dermites granuleuses, dites plaies d'été, qu'on sait si difficilement curables.

Comme traitement préventif du lichen vésiculeux, il faut d'abord éviter d'amener chez les chevaux cet état exagéré d'embonpoint qui leur est préjudiciable à tous égards; car il est prédisposé à toutes sortes d'affections dont la gale bédouine est encore la moins grave. On ne doit pas faire boire les animaux au delà de leurs réels besoins; mais il faut les faire baigner ou les éponger fréquemment. La gale bédouine réduite à ses expressions propres, les éruptions vésiculeuses, ne demande pas d'autres soins ; mais ses complications exigent des traitements spéciaux et très minutieux. Les plaies, qui varient entre une simple érosion et une dermite granuleuse à socle induré et très épais, réclament des traitements en rapport avec leur nature et leur gravité. Au début, les simples lotions d'eau blanche, d'eau alunée ou d'eau très légèrement phéniquée, les applications de collodion goudronné, de glycérine iodée et additionnée d'huile empyreumatique et de chloral, ou bien de glycérine saturnée et phéniquée peuvent suffire : tous les cicatrisants et tous les siccatifs sont bons pourvu qu'on leur associe une substance éloignant les mouches. Mais plus tard, il faut employer les ressources de la science vétérinaire et notamment celles de la chirurgie si l'on ne veut pas laisser se perpétuer des plaies qui ont une tendance à s'étendre dans tous les sens. Notre estimable collègue M. Blaise a publié, dans le 2ᵉ *bulletin de 1881 de l'Association scientifique algérienne*, un article très complet et très remarquable sur cette question.

F. **Plaies d'été ou dermites granuleuses.**

Les dermites granuleuses prennent en Algérie, pendant les fortes chaleurs, des proportions étonnantes : nous avons eu à soigner des animaux qui en étaient littéralement couverts. Nous avons vu des plaies de la face et du pli du jarret opposer une ténacité désespérante. Nous nous perdrions encore en conjectures sur la raison de cette ténacité et surtout sur la cause de l'extension continue de ces plaies d'été, lorsqu'elles sont abandonnées à elles-mêmes, si M. Laulanié ne nous avait appris qu'elles sont déterminées et entretenues par un nématoïde. Voici, d'après le distingué professeur de Toulouse, les traits caractéristiques des dermites granuleuses étudiées par la technique microscopique spéciale :

« Mes recherches, dit M. Laulanié, qui n'avaient d'abord d'autre objet que la détermination exacte des lésions de la peau et de la nature des granulations, m'ont amené à un résultat qui éclaire singulièrement l'étiologie, la marche et le traitement de cette affection. En un mot, la dermite granuleuse est une affection parasitaire déterminée par un nématoïde.

» Le caractère anatomo-pathologique fondamental se rattache à la présence d'un grand nombre de granulations disséminées dans l'épaisseur du derme à tous ses étages. Ces granulations examinées à l'œil nu paraissent constituées par une petite masse irrégulière de nature et de consistance caséeuses qui s'énuclée avec la plus grande facilité.

» Si l'on pratique des coupes multipliées sur des fragments de peau préalablement durcis, les granulations intéressées dans ces coupes sont surprises successivement aux divers points de leur épaisseur et peuvent être examinées dans toute leur substance.

» Ce procédé d'examen est le seul qui convienne ici, car je n'ai pu encore trouver un réactif dissolvant qui permette de dissocier la substance caséeuse et calcaire des granulations.

» Les blocs caséeux des granulations se présentent sur les coupes sous la forme d'îlots jaunâtres, circulaires, elliptiques ou irréguliers. Ils sont entourés d'une zone disjonctive dont les éléments sont plus ou moins altérés par le processus de caséification, et d'une ceinture fibreuse ou en voie d'évolution fibreuse.

» Au centre des îlots caséeux, on trouve la section d'un ou de plusieurs fragments d'un ver nématoïde dont le tégument présente des stries transversales caractéristiques. Les aspects divers dans lesquels sont surpris les fragments du parasite prouvent qu'il est irrégulièrement contourné en spirale. Sa présence au centre des granulations, quoique extrêmement fréquente, n'est pas absolument constante. Il m'est arrivé de n'en pas trouver de traces sur des masses caséeuses complètement épuisées par une série de coupes. A la place qu'il aurait dû occuper, on ne trouve plus qu'une cavité irrégulière à contours déchiquetés ou bien des débris organiques provenant très évidemment d'un nématoïde mort depuis longtemps.

» Les lésions secondaires de la peau sont l'expression d'un processus inflammatoire dont l'intensité me paraît dépendre de l'époque de l'année où on les examine.

» Dans une première observation que j'ai pu faire, en hiver, sur des fragments de peau enlevés par M. Labat à un cheval atteint de dermite granuleuse sans plaie, j'ai trouvé les granulations caractéristiques avec le nématoïde central. Le derme est très épaissi et en quelque sorte sclérosé. En quelques points on remarque la section transversale de petites artères en voie d'oblitération et de transformation fibreuse. Les bourgeons de l'artérite ne laissent plus subsister qu'une lumière étroite offrant l'image d'une fente étoilée.

» Je dois ma deuxième observation à M. Pader, vétérinaire au 1er hussards, à qui j'avais fait part de mes premières recherches et qui a eu l'obligeance de m'adresser des fragments de peau malade enlevés sur un cheval portant des plaies d'été. Ici les altérations ont un caractère manifestement sub-aigu. Le derme est infiltré par des éléments embryonnaires et surtout fibro-plastiques qui s'interposent abondamment aux faisceaux connectifs ou fibreux.

» Les petits vaisseaux très nombreux et particulièrement ceux qui vont alimenter les bourgeons charnus de la plaie sont souvent remplis de leucocytes. On trouve d'ailleurs, comme dans le cas précédent, de petites artères en voie d'oblitération.

» Les faits qui précèdent me permettent de formuler les conclusions suivantes :

» 1° La dermite granuleuse est déterminée par un ver nématoïde ;

» 2° Ce parasite occupe le centre d'une masse caséeuse entourée d'une capsule fibreuse ;

» 3° Il persiste pendant des années dans les granulations qui se sont formées sous son influence et devient ainsi une cause permanente d'irritation du tégument

» Cette dernière conclusion, si importante au point de vue de la marche de la maladie, est tirée de la nature même du processus de caséification qui implique une très longue durée. D'autre part, il est bien évident que les deux observations que j'ai sommairement relatées s'appliquent à la même affection toujours caractérisée par la granulation caséeuse parasitaire, mais dont les manifestations varient avec les circonstances extérieures.

» La dermite granuleuse serait ainsi une affection continue dont la durée n'aurait d'autre limite que la mort du nématoïde qui la provoque et dont les manifestations aiguës périodiques seraient des incidents déterminés par l'élévation de la température.

» Tous ces faits se concilient merveilleusement avec ce que la clinique fait connaître sur la marche et le traitement de la dermite granuleuse :

» 1° Les plaies d'été persistent pendant toute la durée des fortes chaleurs, quelque énergique que soit le traitement.

» 2° Elles récidivent invariablement sur les sujets qui en ont présenté une première fois. En un mot, les plaies d'été sont généralement périodiques et presque toujours rebelles au traitement.

» Cette périodicité s'explique très bien par la nature de la cause morbigène mise en évidence par l'histologie.

» La présence des vers reste ordinairement inoffensive pendant l'hiver. En été, grâce à la congestion naturelle des tissus qui résulte de l'accroissement de la température, les granulations parasitaires, placées au centre d'un tissu devenu plus irritable, y développent les premiers termes d'une inflammation sourde qui s'accompagne de prurit et qui sollicite les animaux à se gratter. De là des excoriations et des plaies qui sont d'autant plus opiniâtres que le derme mis à nu est plus impressionnable et subit encore plus facilement l'effet irritant des granulations.

» Lorsque la température baisse, la congestion diminue, le prurit se calme, les plaies se cicatrisent et le tissu nouvellement édifié subit la transformation fibreuse.

» Quant à l'inefficacité des traitements employés jusqu'ici, elle s'explique encore très bien par les caractères histologiques de la granulation parasitaire Le nématoïde occupe le centre d'une masse caséeuse très puissante relativement à ses dimensions et imperméable aux agents thérapeutiques. Quand on a eu sous les yeux ces dispositions, non-seulement on s'explique l'inefficacité des traitements mis en usage jusqu'ici, mais encore on a la conviction que tous les topiques possibles resteront impuissants devant un parasite qu'ils ne peuvent atteindre.

» Je doute même qu'une médication interne puisse être plus efficace. Les produits caséeux sont définitivement séparés de l'organisme et ne peuvent recevoir le contact du plasma sanguin ni des principes actifs qu'on pourrait y introduire par une médication interne. Cependant il y a de ce côté une tentative à faire. Si l'on ne peut espérer atteindre le nématoïde dans la forme et le siége que nous lui connaissons, on pourrait peut-être empêcher l'extension du mal ou le prévenir par une médication qui frapperait le parasite dans sa forme larvaire. J'ai, en effet, des raisons de penser qu'avant de s'arrêter aux points de prédilection où il développe la dermite granuleuse, le nématoïde est d'abord en circulation dans le sang. Les altérations vasculaires que j'ai décrites me paraissent plaider fortement en faveur de cette hypothèse.

» La question est donc loin d'être épuisée. Il reste encore à déterminer la véritable étiologie de l'affection, c'est-à-dire le mode d'introduction du parasite dans l'organisme.

» En attendant que les études que je compte instituer sur ce point me donnent une solution, je pense qu'il y a quelque intérêt à faire connaître la nature parasitaire d'une affection cutanée si fréquente et si opiniâtre.

» La notion nouvelle qui résulte de mes observations aura peut-être le mérite de suggérer à nos confrères de l'armée, si bien placés pour ce genre d'études, soit des recherches étiologiques, soit une thérapeutique plus efficace que celle du passé. »

L'intéressante communication qui précède a été lue par M. Railliet à la Société centrale de médecine vétérinaire, dans la séance du 14 février 1884. M. Railliet y a ajouté les très justes réflexions qui suivent :

« Les observations de M. Laulanié, quoique peu nombreuses encore, ont un caractère de précision assez net pour nous permettre d'espérer que les recherches ultérieures viendront les confirmer définitivement. Il nous paraît inutile d'insister actuellement sur l'importance d'une démonstration de ce genre : l'intérêt qui s'attache aujourd'hui à l'étude des maladies parasitaires tient précisément à la détermination exacte et à la valeur absolue des éléments étiologiques, parce qu'il est universellement reconnu que ceux-ci constituent la seule base sérieuse d'une thérapeutique rationnelle et efficace. »

Traitement. — Le perchlorure de fer, le nitrate d'argent, la solution alcoolique de sublimé corrosif, l'acide phénique et l'application complémentaire, contre les mouches, du goudron, de l'huile empyreumatique, de l'huile de cade ou de l'huile de laurier constituent, avec le bistouri et le cautère auxquels il faut presque toujours recourir en désespoir de cause, le traitement qui nous a le mieux servi.

G. **Maladie du coït.**

Bien que le *dourin* ne soit pas une maladie particulière à l'Algérie, nous l'inscrivons ici pour faire remarquer qu'il est, dans notre colonie africaine, bien plus fréquent qu'en France et qu'il inflige des pertes assez sérieuses aux haras d'étalons que l'Etat entretient à grands frais pour la production et l'amélioration des chevaux arabes.

H. **Sangsues.**

Un véritable fléau spécial à l'Algérie (à Orléansville, Batna, Biskra, Constantine et dans bien d'autres endroits), ce sont les sangsues, qui causent toutes sortes d'accidents dans les premières voies respiratoires et digestives et qui, parfois même, déterminent la mort des animaux. Avalées avec l'eau, elles se fixent dans la bouche, sur la muqueuse pharyngienne, pénètrent dans les fosses nasales, dans le larynx, dans la trachée, où elles se développent et produisent des hémorrhagies continues ou intermittentes dont la cause peut échapper aux personnes non prévenues. Qui croirait qu'à l'autopsie on trouve quelquefois jusqu'à 60 et 80 de ces hirudinées sur les muqueuses du larynx et du pharynx ?

Traitement : Avulsion avec des pinces, chose assez difficile chez le cheval, le mulet et le bœuf, quand les annélides sont situés profondément. La trachéotomie est souvent nécessaire pour permettre l'enlèvement des sangsues implantées sur la muqueuse du larynx. Les fumigations de tabac ou de soufre et les inhalations d'éther donnent parfois de bons résultats.

I. Tétanos sur les chevaux arabes après l'opération de la castration

Nous ne pouvons terminer ce mémoire sans parler des accidents tétaniques les plus graves qui compliquent si fréquemment la castration chez les chevaux arabes.

Le cheval barbe et surtout le syrien, comme tous les chevaux de sang, possèdent une très grande susceptibilité nerveuse, et si l'on n'entoure pas d'un excès de précautions hygiéniques ceux de ces animaux auxquels on fait subir l'émasculation, le tétanos survient inévitablement. Nous en donnerons pour preuve ce qui est arrivé, pendant le mois de mars 1881 (mois dans lequel la température a varié de 5 à 35°), au 1er chasseurs d'Afrique, de Blidah, où M. le Ministre de la Guerre avait prescrit de castrer 20 chevaux arabes, de 5 à 7 ans, destinés à servir de montures aux capitaines d'infanterie : sur ces 20 animaux castrés, 17 ont succombé au tétanos. Au dépôt de remonte de la même localité, il est mort également 5 tétaniques sur 31 opérés ; un sixième atteint a guéri. Le vétérinaire civil a perdu aussi de la même maladie, et au même moment, un superbe mulet qu'il avait castré. On serait tenté de croire à l'existence d'une constitution médicale spéciale génératrice du tétanos, surtout quand on considère qu'à la même époque vingt autres vétérinaires castraient des chevaux dans vingt points différents de l'Algérie et que pas un ne constatait le plus petit accident Pourquoi Blidah seul a-t-il été aussi éprouvé ?

Beaucoup de praticiens ont constaté que pendant la période des castrations et des réductions de hernies ombilicales, les cas de tétanos ne restent jamais isolés : ces cas présentent généralement le caractère enzootique, ce qui démontre l'influence d'une cause extrinsèque. Les temps changeants, froids, pluvieux, orageux (comme si le plus ou moins d'ozone avait quelque influence) coïncident toujours avec l'apparition de la névropathie tétanique. Nos collègues prennent alors le sage parti de suspendre leurs opérations.

A quoi faut-il attribuer cette redoutable maladie ? Est-ce à la prédisposition idiosyncrasique seule ou bien aussi à l'intervention d'une cause occasionnelle ?

Nous pensons que le tétanos est le produit de ces deux facteurs ; car nous croyons qu'il faut le concours d'une cause occasionnelle spéciale pour provoquer le développement de cet éréthisme nerveux. Nous ne pouvons mieux justifier notre opinion qu'en rapportant les succès dignes d'envie qu'ont obtenus MM. Payan, Blaise, Valiton, Sarciron et plusieurs autres chefs de services qui ont opéré un nombre considérable de chevaux (233) pendant la même période de temps que les praticiens malheureux dont nous venons de citer les insuccès. MM. Payan, Blaise, Valiton, Sarciron et nos autres collègues n'ont pas perdu un seul cheval, ils n'en ont même eu aucun de malade, et nous sommes persuadé que leurs réussites ne sont point du tout le fait du hasard : elles sont, c'est incontestable, le résultat d'une hygiène des mieux conçues et des mieux appliquées. Ces faits prouvent également que l'émasculation pratiquée au *printemps*, saison du *rut* des juments beaucoup plus que des chevaux, n'est nullement plus dangereuse qu'à toute autre époque de l'année. L'influence du *rut*, que quelques auteurs ont fait intervenir, ne joue probablement aucun rôle dans le développement des spasmes tétaniques consécutifs à la castration.

Les succès ci-dessus rapportés démontrent encore, heureusement, qu'en entourant l'animal de toutes les précautions voulues on peut impunément castrer le cheval arabe. Sur ces chevaux castrés sans aucun accident, par nos collègues de l'armée d'Afrique, la cause prédisposante a été généralement atténuée par une diète sévère. Quant à la cause occasionnelle, que nous croyons être, le plus souvent, les intempéries atmosphériques et surtout le froid et les transitions brusques de température, tout a été fait pour y soustraire les opérés. Quelques praticiens ne faisaient même pas laver ni doucher les plaies, de peur de produire du refroidissement dans une région aussi sensible; on essuyait, de temps en temps, avec des étoupes sèches, et c'est à cela que se bornaient les pansements. (On sait que l'eau froide a comme effet médiat de paralyser les vaso-moteurs et de provoquer ainsi des congestions qui compriment toujours plus ou moins les cordons nerveux).

C'est au 2e hussards, à Mustapha, dans le service de M. Valiton, que nous avons pu constater les excellents résultats
d'une méthode à laquelle les critiques les plus difficiles ne
pourraient adresser que le reproche de pécher par un excès de
précautions.

Il importe de déterminer avec une rigoureuse précision et
sous la sanction de la vérification expérimentale, quelles sont
les véritables causes occasionnelles du tétanos et quelles sont
conséquemment les mesures prophylactiques sûrement capables d'empêcher le développement de cette atroce maladie
contre laquelle notre science actuelle se montre encore très
souvent impuissante. C'est aux lumières de nos savants que
nons venons donc demander quel est le déterminisme de l'étiologie et celui de la prophylaxie du tétanos chez les chevaux
qu'on veut mutiler ; quelles sont les mesures hygiéniques qu'il
faut prendre, avant et après l'opération, pour éviter cette terrible névrosthénie.

Nous ne croyons pas que le mode opératoire puisse avoir,
par lui-même, une action bien manifeste dans la genèse du
tétanos, attendu qu'on voit tous les procédés amener tour à
tour des échecs, et les praticiens les plus habiles, les plus répu-
tés, essuyer aussi des déboires. On a beau opérer avec soin et
habileté, on n'est jamais certain du succès : celui-ci réside
plutôt dans l'état général du mutilé que dans les mains de
l'opérateur. C'est pour cette raison que nous conseillerons de
prévenir les échecs par une sorte *d'entraînement chirurgical*,
par le traitement de la nutrition ou de la vitalité qui est le plus
propre à combattre l'idiosyncrasie tétanique.

Du reste, si certain procédé opératoire était fatalement la
cause du tétanos, verrait-on les complications tétaniques apparaître bien plus souvent dans la deuxième et même dans la
troisième quinzaine qui suivent l'ablation testiculaire, que dans
la première? Pourquoi ces complications se manifesteraient-
elles lors de l'emploi des procédés considérés comme irréprochables ?

M. Sarciron, qui a eu à castrer 14 chevaux de la garnison
d'Aumale et qui n'en a perdu aucun, terminait son opération
en recouvrant de goudron l'ouverture faite aux bourses et la
partie du cordon située au-dessus des casseaux : l'application
de cet enduit imperméable, renouvelée chaque jour, avait pour
but d'empêcher la pénétration des agents septiques ou autres
capables d'exercer une action irritative spéciale sur les nerfs
de la région mutilée. Bien qu'on guérisse depuis longtemps les
chevaux castrés sans l'emploi de cette précaution, nous ne
croyons pas celle-ci inutile, et comme elle a incontestablement

des avantages et nul inconvénient, nous ne saurions trop la préconiser. Nous recommanderons aussi d'enlever les casseaux et les testicules dès que ceux-ci sont mortifiés, c'est-à-dire avant leur putréfaction. Les organes testiculaires, peuvent être détachés, sans crainte d'hémorrhagie, 36 heures après la castration à testicules découverts et 3 jours après celle à testicules couverts. Bien que les vibrions septiques ne soient point capables de déterminer le tétanos, nous croyons cependant leur action assez malfaisante pour qu'il soit indiqué d'éviter leur intervention dans une région vulnérée qu'on sait si sensible à divers titres.

Quand on voit l'affection tétanique prendre si facilement un caractère enzootique, enlever tous les animaux d'une écurie de mutilés ou tous les opérés du même praticien, il est, ce nous semble, suffisamment permis de supposer l'existence de facteurs microbiens qui s'attaqueraient aux nerfs et feraient leurs migrations le long de ces organes, comme les proto-organismes générateurs de la rage(1). Toutes les précautions qui ont pour but d'éviter l'infection (nettoyage des écuries et des instruments, protection des plaies avec les microbicides) sont donc parfaitement rationnelles.

Que disent, du reste, les auteurs (2) sur l'étiologie, la pathogénie et la nature du tétanos?

---

(1) Comme dans la rage, ces microbes n'entraveraient pas la cicatrisation des plaies et progresseraient plus ou moins vite le long des nerfs. Ceci expliquerait pourquoi les contractures tétaniques se manifestent parfois lorsque la plaie est fermée, c'est-à-dire lorsqu'on croirait pouvoir assurer que l'opéré est affranchi des complications accidentelles de la castration.

Nous n'affirmons rien concernant l'existence de ces microbes tétaniques et nous nous croyons d'autant moins autorisé que nous n'avons pas oublié le cas d'un magnifique cheval syrien sur lequel nous avons vu apparaître le tétanos vingt-quatre heures après l'ouverture et la cautérisation avec un fer rouge d'un petit kyste à la joue. L'eschare imperméable que nous avions produite avait dû certainement s'opposer à l'introduction de tout agent infectieux. Il y a donc tout lieu de croire que, dans ce cas, la cautérisation a déterminé une irritation très vive des nerfs et amené conséquemment des réflexes tétaniques. (Il importe d'ajouter que ce cheval était au camp et passa la nuit sous une pluie battante).

(2) Richelot, *Nature et traitement du tétanos (Revue des sciences médicales* de Hayem, 1877, X, p. 761).

Michaud, *Recherches anatomo-pathologiques sur l'état du système nerveux central et périphérique dans le tétanos traumatique (Archives de physiologie,* 1871, I, p. 67).

Vulpian, article *Moelle (Dictionnaire* de Dechambre, p. 492).

Rosenthal, *Traité clinique des maladies du système nerveux* (Paris, 1878, p. 571).

Arloing et Tripier, *Recherches expérimentales et cliniques sur la pathologie et le traitement du tétanos (Archives de physiologie,* 1870, p. 237).

Follin, *Traité élémentaire de pathologie externe* (T. I, p. 476).

Letiévant, *Traité des sections nerveuses* (Paris, 1873, p. 312).

Les uns considèrent cette maladie comme une action réflexe pathologique, comme une névrose caractérisée par l'augmentation du pouvoir excito-moteur. Sa cause première est une irritation périphérique, de nature indéterminée et provòquant l'activité fonctionnelle des centres nerveux à un degré exagéré. Elle occupe le sommet des affections spasmodiques dans le groupe des névroses traumatiques.

D'après Jones, Knecht et Rosenthal, l'action du froid ou d'une blessure sur les nerfs périphériqnes produit, par voie réflexe, un état d'éréthisme vasculaire dans le système spinal, d'autant plus facilement qu'elle s'exerce sur des nerfs plus sensibles et plus excitables, et l'hypérémie ainsi produite donne lieu à son tour à des convulsions réflexes.

Suivant le docteur Burggraeve, le tétanos est une affection irritative de la moelle épinière accompagnée le plus souvent d'hypérémie et se terminant par une suffusion séreuse autour de la pie-mère.

Deux théories sont aujourd'hui en présence pour expliquer le développement du tétanos :

Les humoristes supposent que l'introduction de substances septiques dans l'économie exalte le pouvoir fonctionnel de la moelle et que c'est là, et dans les autres causes mécaniques extérieures jouant le rôle d'excitants, qu'il faut chercher l'origine des convulsions tétaniques. Les expériences de Vulpian, sur l'exaltation des phénomènes réflexes médullaires provoqués par l'introduction de substances putrides dans le sang, confirment jusqu'à un certain point cette opinion.

Ces faits ne prouvent cependant pas que la septicémie soit la seule condition qui exagère la sensibilité médullaire. En réalité le tétanos peut avoir sa cause dans une lésion de la moelle (Thompson), dans l'altération des cordons médullaires antérieurs ou postérieurs (Monod), dans l'inflammation des méninges spinales, etc... Cette origine centrale se conçoit facilement si l'on se rappelle avec quelle facilité se manifestent les effets réflexes produits par la substance grise de la moelle dans l'excitation directe des cordons postérieurs, ou si l'on songe aux tétanisations obtenues par Vulpian en écrasant avec une pince les cordons antérieurs

« Le caractère épidémique que le tétanos présente quelquefois n'est pas une preuve absolue, irréfutable, d'infection, dit

---

J. Grasset, *Traité pratique des maladies du système nerveux* (Montpellier, 1881, p. 685).

Blachez, *Gazette hebdomadaire de médecine et de chirurgie* (1878).

Julio Cardoso, *Etude sur le tétanos* (*Répertoire dosimétrique* de Burggraeve, mai, 1884).

le docteur Julio Cardoso. Les conditions communes, telles que l'action du froid, les causes dépressives, auxquelles sont soumis à la fois un groupe d'individus, expliquent suffisamment ce phénomène. Dans les hôpitaux, dans les villes et dans les camps, le tétanos a la même fréquence. »

Les expériences de MM. Arloing et Tripier ont démontré aussi que l'inoculation du sang ou du pus provenant d'animaux tétaniques, pratiquée sur des sujets de même espèce, ne provoque jamais le tétanos ni le plus léger spasme musculaire. Mais ces deux habiles expérimentateurs n'ont pas obtenu de résultats plus positifs dans la recherche de la pathogénie nerveuse. Les excitations de tout ordre, mécaniques, électriques, etc., n'ont rien donné. Il y a donc lieu d'admettre que la cause occasionnelle resterait sans effet, s'il ne venait s'y joindre la prédisposition individuelle. Toutes les maladies ont besoin d'un terrain préparé et, dans l'histoire du tétanos, de nombreux faits nous révèlent cette prédisposition (Dupuytren, Bégin).

Chez l'homme, beaucoup de médecins ont constaté que, dans certains cas, les blessures qui sont la cause du tétanos deviennent très douloureuses, puis cette douleur s'irradie dans le membre blessé et de là s'étend dans le système nerveux central. A chaque exacerbation de la douleur locale, un courant des plus douloureux part, comme un éclair, de la blessure et va se faire sentir dans les maxillaires, dans la nuque, dans le dos et s'accompagne d'une exagération dans les contractions musculaires. Une fracture simple, une *contusion légère* peuvent produire un tétanos traumatique. Quelquefois la cause est la *cicatrice* d'une blessure et la destruction de cette cicatrice fait disparaître la névrose.

Le docteur Cardoso fait judicieusement remarquer qu'on ne saurait expliquer, par la théorie humorale, les résultats obtenus par Rizzoli, Murray, Wood, Letiévant, etc., avec la névrotomie. La section du nerf ne modifie certainement pas la composition du sang et n'empêche pas l'action d'un virus tétanogène sur la moelle. Tout porte donc à croire, ajoute cet auteur, que le tétanos est d'origine nerveuse. Dans ce cas, la sensibilité plus grande et l'action plus complexe des cellules nerveuses de la moelle allongée nous expliqueraient le trismus par lequel la maladie débute le plus souvent ; la lésion s'étend ensuite vers la partie postérieure, où se trouvent les centres de l'hypoglosse, du pneumo-gastrique, du glosso-pharyngien et du nerf accessoire de Willis, entraînant les perturbations de la respiration, de la déglutition, etc.

Nos collègues qui ont cherché avec nous la cause des complications tétaniques au 1ᵉʳ chasseurs d'Afrique ont cru devoir attribuer l'invasion de la maladie à ce que les castrations avaient été faites avec des casseaux placés à nu, au lieu d'être recouverts de poudre de sublimé corrosif maintenue par l'axonge ou par la pâte de térébenthine. Avec le bichlorure de mercure (le premier des microbicides), disent-ils, il se forme une eschare parcheminée, isolante et complètement imputrescible. Sous l'action du caustique, la partie comprimée est tannée très rapidement, d'où cessation de douleur au bout de très peu de temps Lorsque les casseaux sont placés sans escharotique, la partie comprimée se mortifie plus lentement ; elle peut se putréfier, prendre le caractère gangréneux, etc., et déterminer non-seulement le tétanos, mais encore d'autres complications non moins redoutables. Toutes ces observations sont des plus logiques ; elles démontrent avec évidence le rôle utile que remplit le sublimé corrosif ; mais elles ne prouvent pas suffisamment que la suppression du caustique doive être la cause fatale de l'apparition du tétanos. Bon nombre de vétérinaires castrent sans sublimé et n'ont point de tétanos, et tous ceux qui emploient constamment cet escharotique n'ont pas toujours été les plus heureux dans leurs opérations : il nous suffira de citer précisément le vétérinaire de la remonte de Blidah, qui s'est conformé scrupuleusement aux indications les plus classiques du manuel opératoire, celles dans lesquelles le bichlorure de mercure est rigoureusement prescrit. Si la cause du tétanos résidait dans la suppression du sublimé, le dépôt de remonte aurait dû être épargné ; tandis qu'il a eu 6 tétaniques, sur lesquels 5 ont succombé. Cette cause était donc tout autre et elle était certainement la même aux chasseurs d'Afrique et à la Remonte. Mais qu'est-elle ? Nous l'ignorons. Il faut par conséquent la chercher.

Aux experts compétents il appartient d'élucider cette importante question dont l'utilité pratique est, aujourd'hui plus que jamais, d'une incontestable évidence. Devant des pertes aussi grandes que celles qu'on lui a signalées à Blidah, M. le Ministre de la guerre a dû faire arrêter les castrations.

Ces pertes nous rappellent celles qu'on subit si souvent dans les pays d'élevage, en Normandie notamment, où le tétanos est tellement fréquent, qu'un assez grand nombre de nos confrères n'osent plus pratiquer la castration.

Il est fâcheux, croyons-nous, que nos prédécesseurs n'aient point cherché plus qu'ils l'ont fait quels sont les moyens sûrement préventifs de l'affection tétanique. Ne les imitons pas et travaillons tous, vétérinaires civils et vétérinaires militaires, à doter notre médecine d'une glorieuse conquête qui augmentera notre considération et celle de notre profession.

Pour le traitement du tétanos nous renverrons à notre brochure spéciale : « *Revue critique de la thérapeutique du tétanos dans la médecine vétérinaire* (1). » Voici, du reste, quelles ont été nos conclusions :

Hygiène des tétaniques. — Nous recommanderons une écurie bien close, assez chaude, soustraite à la lumière et aux mauvaises influences climatériques. Nous prescrirons de laisser l'animal dans la tranquillité la plus complète. Si le temps est froid, on mettra une ou deux couvertures sur le dos du malade.

Régime. — Aliments de facile mastication et de facile digestion ; boissons farineuses avec du thé de foin chargé de son, de farine d'orge ou même de farine de froment ; donner de l'avoine ou de l'orge concassées, du vert, des carottes, des farines cuites, etc. Essayer de nourrir avec la seringue lorsque les animaux ne peuvent pas manger. Si les malades sont dans l'impossibilité de manger et de boire, on recourra aux lavements nutritifs : décoctions d'orge, d'avoine, avec infusion de foin ; bouillons de viande ; etc.

Traitement. — Essayer les médications suivantes :

Inhalations de chloroforme (15 grammes pour chacune), 2, 3, 4 fois par jour, suivant l'intensité du mal ou de préférence pendant les exacerbations.

Chlorhydrate ou acétate de morphine dans les boissons, de 50 centigrammes à 1 gramme par jour, en quatre fractions. On peut encore les injecter dans le cœcum.

Donner concurremment le sulfate d'atropine à la dose de 5 à 20 centigrammes, en 4 fois, dans des breuvages, en injections sous-cutanées, par la typhlocentèse, ou bien en granules placés sur la langue. L'atropine est un antispasmodique puissant dont l'action sédative très manifeste sur le système musculaire lui permet de combattre efficacement l'élément spasme dans toutes les affections nerveuses.

On peut essayer encore les autres antispasmodiques ou névrotiques, comme la daturine, l'hyosciamine, le valérianate de quinine, le valérianate de zinc, le camphre bromé, l'éther (2),

---

(1) Imprimerie Fontana et Cie, Alger, 1881.

(2) Les pulvérisations d'éther le long de la colonne vertébrale et l'administration de la fève de Calabar selon la formule de Watson ont amené la guérison chez l'homme ; mais il s'agissait du tétanos à forme chronique, et l'on sait que la résolution est beaucoup plus fréquente dans cette forme ou plutôt dans cette marche lente de la névropathie tétanique. Il ne faut pas paraître ignorer que le tétanos se manifeste généralement *d'emblée*, soit sous une forme aiguë ou plutôt suraiguë, qui est fatalement mortelle, quoi qu'on fasse ; soit sous une forme sub-aiguë, chronique, bénigne, qui guérit à peu près spontanément

le chloral, la **vératrine** et la cicutine (1). Ces médicaments son administrés par la bouche, par le cœcum ou par le rectum.

Suivant le conseil du docteur Onimus, afin d'éloigner les accès et d'aider l'action des médicaments, on fait passer, à **quatre reprises**, dans la journée, un courant descendant continu sur l'épine dorsale.

Le traitement ainsi établi doit être continué sans interruption, de façon à maintenir sans cesse le malade dans un état de somnolence.

Nous ajouterons que ce n'est pas sans raison que plusieurs de nos confrères ont préconisé le curare, qu'ils administrent à la dose de 10 à 15 centigrammes. toutes les heures (dans de l'eau distillée et en injections cœcales). Cet agent éteint la propriété des nerfs moteurs tout en conservant celle des nerfs sensitifs. Il produit une résolution musculaire que le praticien peut prolonger à volonté en répétant les doses.

Faire prendre aussi des sudorifiques, comme l'essence de thérébentine et l'esprit de Mendererus, par exemple. (M. Hartenstein dit avoir guéri 7 chevaux tétaniques sur 8, en faisant prendre, toutes les heures. 25 à 30 grammes d'essence de térében-thine en émulsion dans de l'huile d'olive. Le trismus cesse au bout de 2 à 3 heures et réapparaît si l'on interrompt l'emploi de l'essence. M. Palat donne ce médicament à dose massive : un demi-litre. battu dans des blancs d'œufs et mélangé à deux litres d'eau de graine de lin pour un seul breuvage).

Mettre dans les barbotages 100 à 200 grammes de sulfate de soude ou de magnésie. afin de prévenir la constipation ; et 10 à 20 grammes d'azotate de potasse. dans le but de faciliter la miction. Les paresses de l'intestin et de la vessie sont traitées par l'hyosciamine et l'arséniate de strychnine.

Pansement de la plaie. — Cette plaie étant la cause de la névrose, il importe de s'en préoccuper soit pour pratiquer des débridements, s'il y a constriction des nerfs ; soit pour y appliquer des calmants (morphine). s'il n'y a qu'une irritabilité essentielle.

Prophylaxie. — Le meilleur moyen de prévenir le développement du tétanos sur les chevaux arabes qu'on veut castrer, c'est de les opérer aussitôt la deuxième apparition de leurs or-

---

(1) D'après le Docteur Burggraeve, il faut, pour le traitement, avoir égard à la nature du tétanos : s'il est *congestif* ou *nerveux*. Dans le premier cas, l'aconitine réussit fort souvent ; dans le second cas, il faut recourir à la strychnine combinée à l'hyosciamine ou à l'atropine, quelquefois au chloral et à la morphine.

ganes testiculaires, vers le huitième, dixième ou douzième mois, c'est-à-dire alors que les animaux, encore très jeunes, ont un tempérament plus lymphatique que nerveux et sanguin. Affaiblir les animaux par la diète, avant et après l'opération, n'est peut-être pas non plus une mauvaise précaution ; mais ce qu'il faut surtout, c'est soustraire les opérés, d'une façon absolue, aux causes de refroidissement, à l'air froid, aux vents froids et à la pluie.

Tels sont les moyens généraux que nous croyons devoir indiquer pour le traitement et la prophylaxie du tétanos : appliqués avec discernement et persévérance, ces moyens doivent quelquefois être couronnés par le succès ; mais le véritable remède de cette terrible névropathie n'en reste pas moins à trouver. La gravité du mal met encore, hélas ! trop souvent en échec la science des plus savants pour que nous craignions d'être contredit.

Nous avons apporté à cette vaste étude notre très modeste contingent de pratique, d'observation, de recherches et d'expérimentation ; nous avons employé à l'édification de notre œuvre tous les matériaux que nous possédions, et loin s'en faut cependant que nous nous soyons approché du but que nous aurions voulu atteindre : il reste dans ce travail bien des lacunes, bien des *désiderata* et aussi bien des prises à la critique. Devant autant d'insuffisance nous oserons néanmoins nous montrer plein de confiance dans l'antique adage que nous avions pris pour conseil :

« Fais ce que dois toujours, advienne que pourra. »

La Société centrale de médecine vétérinaire ayant bien voulu encourager nos efforts en honorant ce mémoire d'une médaille d'or, nous nous empressons d'adresser ici à tous ses Membres l'expression de notre sincère et profonde gratitude.

NOTE

————

Ce travail a été rédigé à l'occasion du Congrès de l'*Association française pour l'avancement des sciences* qui a tenu ses assises à Alger en 1881. La publication en a été faite, par fragments, dans le *Journal de Médecine et de Pharmacie de l'Algérie* dirigé par M. le Docteur E. Bertherand. C'est grâce à l'inépuisable obligeance de notre bienveillant ami que nous avons pu obtenir le tirage à part qui nous permet d'offrir *gracieusement* cet opuscule à nos Confrères et aux Sociétés savantes.

Les premiers articles ont paru en 1882 et la couverture, préparée hâtivement, porte ce millésime, bien que le tirage définitif n'ait pu avoir lieu qu'en 1885, c'est-à-dire après l'impression des derniers articles. Ceci explique d'abord les anachronismes que notre mémoire paraît contenir et aussi pour quelle raison cette brochure semble faire son apparition trois ans après sa *naissance*.

DELAMOTTE,
Vétérinaire en 1er du 11e Dragons.

Montauban, janvier 1885.

————

TABLE DES MATIÈRES

Pages.

Avant propos..   I

PREMIÈRE PARTIE. — ÉPIZOOTIES

1° VOLAILLES

A. Choléra des poules.................................   5
B. Diarrhée verte....................................   5
C. Grégarinose......................................   6
D. Tiques   7
E. Rhumatismes des oies et des canards   7

2° CHIENS

A. Polypes des organes génitaux.....................   9
B. Affections parasitaires..........................   9

3° CHÈVRES

A. Bou Frida   10
B. Alopécie cachectique et phthiriase...............   10
C. Avortements épizootiques.........................   11

4° MOUTONS

A. Cachexie...   11
B. Clavelée...   11
C. Bronchite et pneumonie vermineuses...............   12
D. Piétin...   12

5° PORCS

Fièvres paludéennes.................................   12

6° BŒUFS

A. Charbon symptomatique............................   13
B. Echinocoques.....................................   14
C. Fièvre aphtheuse.................................   14
   Pleuropneumonie contagieuse et phthisie calcaire   15
D. Fièvre palustre pernicieuse des bœufs européens
   importés en Algérie............................   15
   Symptômes.   23
   Anatomie pathologique   25
   Etiologie et nature de la maladie...............   26
   Maladie infectieuse septicoïde..................   29
   Contagion.......................................   31
   Revue historique................................   33

		Pages
Mal de brout chez la race bovine indigène... ...		34
Affection épizootique des bœufs...............		39
Fièvre typhoïde des bœufs en Algérie...........		42
Comparaison avec la fièvre jaune des animaux de l'espèce bovine en Sicile............... ...		44
Traitement de la fièvre palustre des bœufs......		48
Prophylaxie de la fièvre palustre des bœufs.....		49
La fièvre pernicieuse des bœufs en Tunisie		56
De l'impaludisme..		61
E. Autre enzootie bovine de nature indéterminée...		66
F. Accidents mortels déterminés chez les bœufs par l'ingestion des épis de blé..................		71
G. Mortalités estivales des bœufs algériens.........		71
Fièvre typhoïde des bœufs....................		74

7° CHEVAUX ET MULETS

A. Farcin d'Afrique.................................		78
B. Fièvre typhoïde..............................		85
C. Pétéchies conjonctivales........................		108
D. Conjonctivites purulentes....................		109
E. Lichen vésiculeux ou gale bédouine.............		110
F. Plaies d'été ou dermites granuleuses........		111
G. Maladie du coït..............................		115
H. Sangsues		115
I. Tétanos sur les chevaux arabes après l'opération de la castration............................		116

DEUXIÈME PARTIE. — STATISTIQUES

PRODUCTION ANIMALE DE L'ALGÉRIE ET MORTALITÉS CAUSÉES PAR LES ÉPIZOOTIES

Troupeaux des indigènes, département d'Alger. — Tableau n° 1.................................	II
Troupeaux des indigènes, département de Constantine. — Tableau n° 2...................	IV
Troupeaux des indigènes, département d'Oran. — Tableau n° 3..............................	VIII
Troupeaux des européens, département d'Alger. — Tableau n° 4..............................	X
Troupeaux des européens, département de Constantine. — Tableau n° 5...................	XIV
Troupeaux des européens, département d'Oran. — Tableau n° 6..............................	XVIII
Récapitulation de la production animale de toute l'Algérie et des mortalités causées par les épizooties..	XXII
Valeur approximative des animaux de l'Algérie.....	XXIV
Population humaine et superficie des territoires de l'Algérie...	XXV
Commerce extérieur des animaux en Algérie........	XXVI

PRODUCTION ANIMALE

DE L'ALGÉRIE

ET

MORTALITÉS CAUSÉES PAR LES ÉPIZOOTIES

Statistiques recueillies par M. DELAMOTTE,
avec le concours du Secrétariat général du Gouvernement

* **C. M.** Commune mixte.
** **C. P. E.** Commune de plein exercice
*** **C. I.** Commune indigène.
(1) Pleuropneumonie non contagieuse.

TABLEAU N° 1.

TROUPEAUX DES INDIGÈNES

CERCLES	CHAMEAUX		CHEVAUX					MULETS ET ANES				
	Effectifs	Mortalité due à la disette	Effectifs	Mortalité due à la disette	Mortalité due à la fièvre charbonneuse	Mortalité due à la morve et à la fièvre typhoïde	Perte totale dans le cercle	Effectifs	Mortalité due à la disette	Mortalité due à la fièvre typhoïde	Mortalité due à la morve et au farcin	Perte totale dans le cercle
C. M.* d'Adélia..........			408					1.163	2			
C. P. E.** d'Affreville.....			400					250				
C. M. d'Aïn-Bessem......	225		1.460					2.388				
C. P. E. d'Aïn-Sultan....			503					662				
C. I.*** d'Aumale........	5.061	790	711	57		36	93	3.224	676	129		8
C. M. d'Aumale..........	864		1.051			68	68	2.504			326	3
C. M. d'Azeffoun.........			454					2.993				
C. M. des Beni-Khelifa...								146				
C. P. E. de Bir-Rabalou..			400			10	10	428		3	26	
C. P. E. de Blad-Guitoun..	20		400					80				
C. P. E. de Blida........	9		88					439				
C. I. de Boghar..........	17.785	1.316	2.483	136		16	452	3.842	289	24	30	3
C. M. de Boghari.........	1.408	493	774	23			23	203		74		
C. P. E. de Bordj-Menaïel.	16		52					148				
C. I. de Bou-Saâda......	2.838	258	412	44			44	3.212	237		156	3
C. M. des Braz...........			1.324	46		34	80	2.803	8		181	1
C. M. de Dellys..........			115			2	2	593			49	
C. I. de Djelfa..........	25.408	2.330	2.470	230			230	15.747	1.388			1.3
C. M. du Djendel........	35		917	5			5	2.666	22			
C. M. du Djurdjura......								4.119				
C. M. de Dra-el-Mizan ...								61	4			
C. P. E. de Duperré.....			463	5			5	279				
C. M. de Fort-National...			1					2.582				
C. P. E. de Fort-National.			17					25				
C. M. de Gouraya........												
C. M. des Issers	32		71					3.042				
C. I. de Laghouat........	31.374	2.299	1.318					1.483				
C. M. de Malakoff........			2.498					4.696				
C. M. de Meurad........			236					447				
C. M. de l'Ouarsenis......	66		1.987					4.674				
C. M. de l'Oued-Fodda...			406	29		24	53	2.377	87		50	1
C. M. de Palestro........			42					1.128				
C. P. E. de Rovigo......			720			13	13	250			54	
C. P. E. St-Pierre-St-Paul	43		225					63				
C. M. de Ténès			1.497			11	11	2.344			9	
C. M. de Téniet-et-Haad..	774	413	1.562	159			159	3.943	322			3
TOTAUX........	85.325	7.601	23.317	734	•	214	948	74.671	3.035	227	851	4.1

DÉPARTEMENT D'ALGER (1880)

BŒUFS					MOUTONS					CHÈVRES				
Effectifs	Mortalité due à la disette	Mortalité due à la fièvre aphtheuse	Mortalité due aux affections charbonneuses	Perte totale dans le cercle	Effectifs	Mortalité due à la disette et à la cachexie	Mortalité due à la clavelée	Mortalité due à la gale et aux poux	Perte totale dans le cercle	Effectifs	Mortalité due à la disette	Mortalité due à la gale et aux poux	Mortalité due au Bou-frida (1)	Perte totale dans le cercle
4.747	49			49	43.357	700			700	18.612	135			135
500					1.500					600				
9.529					72.875					30.610				
1.736					2.400					965				
1.586	109			109	114.501	37.200		3.770	40.970	24.117	4.880	2.840		7.720
5.919	419		145	564	64.525	5.185		3.837	9.022	39.617	105	1.750	1.708	3.563
12.087					20.386					20.356				
295					103					36				
1.000	64			64	6.300	165			165	2.600	37	71	110	218
60		18	6	24	300					1.000				
424					245					2.000				
9.054	553		27	580	347.439	52.786	2.289	758	55.833	48.754	5.685	254	237	6.176
2.739	131			131	44.298	3.635			3.635	14.024	4.876			4.876
385					2.609					240				
3.389	428		140	568	154.725	1.800	300	17.791	19.891	59.441	1.000	5.698	1.890	8.588
13.756	873	110	366	1.349	34.723	3.443	2.472		5.885	53.458	1.726	3.262	2.670	7.658
4.759					6.054			76	76	7.442		2.454		2.454
10.558	2.271			2.274	339.742	85.953	6.042		91.995	90.725	12.778	2.066	1.516	16.360
16.336	839			839	34.544	4.787		309	5.096	12.580	1.945	816		2.761
8.794					6.717					8.646				
1.406	71			71	6.357	163		39	202	6.018	588		147	735
920	38			38	3.430	85			85	2.870	84			84
4.471					3.233					2.299				
30					200					50				
8.725	197		100	297	12.769	1.029	200	200	1.429	61.749	200		3.536	3.736
9.413					45.997					17.004				
1.176	121			121	160.747	41.398			41.398	55.930	15.166			15.166
12.429					56.536					30.851				
3.306					4.549					16.376				
14.359					45.246					77.735				
6.371	319	142		461	19.496	4.417			4.417	42.602	2.062			2.062
5.263					7.444					19.834				
2.600	213			213	3.300	390			390	7.498	850			850
542					4.862					1.675				
10.379	482		42	524	24.419	3.963			3.963	45.709	4.544			4.544
11.175	1.561			1.561	129.950	21.757		2.414	24.471	46.449	5.031	2.410	45	7.486
200.218	8.738	270	826	9.834	1.765.245	268.826	11.305	29.194	309.323	867.472	58.692	21.321	11.859	91.872

TROUPEAUX DES INDIGÈ[NES]

TABLEAU Nº 2.

CERCLES	CHAMEAUX		CHEVAUX					MULETS ET ÂNE[S]			
	Effectifs	Mortalité due à la disette	Effectifs	Mortalité due à la disette	Mortalité due à la fièvre charbonneuse	Mortalité due à la morve et à la fièvre typhoïde	Perte totale dans le cercle	Effectifs	Mortalité due à la disette	Mortalité due à la fièvre typhoïde	Mortalité due à la morve et au farcin
Aïn-Abessa			672					715			
C. I. d'Aïn-Beïda	1.292		7.625					9.443			
Aïn-Milia	2.447	195	8.668	467			467	6.473	639		
Aïn-Mokra			639					386			
Aïn-Smara			290					267			
Aïn-Tinn			324	27			27	608	5		
Akbou			45					2.986			
Attia			173					263			
C. I. de Barika	3.437	390	2.322	58			58	4.361	128		
C. I. de Biskra	20.457	1.654	593					3.594	137		
C. I. de Batna	394	68	1.030	61	3		64	3.511	397		
C. M. de Batna	126		85					464			
C. P. E. de Batna			300					300			
Beni-Yadel			72					530			
C. M. de Bordj-B.-Arréridj			253					491			
C. P. E. de Bougie			530					850			
Bouhira			550					583			
Châteaudun	84		1.690					3.368			
Collo			428					923			
Constantine			168					550			
Djidjelli	20		29					82			
Duquesne			45					265			
El-Anini Aïn-Rona	1		132					203			
El-Arouch			255					1.066			
El-Kantour			48					166			
Eulmas	137		1.233					2.783			
Fedj-Mezada			1.825					5.424			
Fenaïa			29					643			
Gastonville			157					442			
Guelma	4		2.047	68			68	4.665	404		
Guergour	69		1.126	12			12	6.054	529		
Guettar-Arach			148					368			
C. M. de Jemmapes			143					25			
C. P. E. de Jemmapes			37					62			
C. I. de Khenchela	3.526		1.482					3.700			
C. I. de La Calle			747					344			
Lambèse			300					700			
Milia			328					1.063			
C. I. de M'sila	2.958	71	1.040	54			54	4.493	188		
Oued-Almenia			228					920			
Oued-Marsa			52	4			4	865	20		
Oued-Zenati	44		5.838	304			304	2.656	246		
Ouled-Amisour			27					86			
Ouled-Dhaman et Ouled-Hanich	45		45					42			
Ouled-Sidi-Amer			7					12			
C. P. E. de Philippeville			32					453			
Bibans			202					1.344			
Robertville			200					950			

ÉPARTEMENT DE CONSTANTINE (1880).

BŒUFS					MOUTONS					CHÈVRES				
Effectifs	Mortalité due à la disette	Mortalité due à la fièvre aphtheuse	Mortalité due aux affections charbonneuses	Perte totale dans le cercle	Effectifs	Mortalité due à la disette et à la cachexie	Mortalité due à la clavelée	Mortalité due à la gale et aux poux	Perte totale dans le cercle	Effectifs	Mortalité due à la disette	Mortalité due à la gale et aux poux	Mortalité due au Bou-frida (1)	Perte totale dans le cercle
436					6.540					827				
7.462					262.704	179.022		302	179.324	33.188	10.997	1.767		12.764
8.640	648			648	196.679	9.199			9.199	32.739	2.031			2.031
4.388	2.499			2.499	7.680	1.328	1.061		2.389	4.057		671		671
268					3.533					660				
1.168	121			121	7.642	2.740			2.740	1.084	318			318
3.196	137		26	163	5.246	290	3	346	639	7.558	347	434	502	1.283
19.684	1.488			1.488	7.828	645			645	37.101		4.873		4.873
738	89	116		205	53.994	11.816	272		12.088	12.610	4.351			4.351
455	47			47	115.557	10.974		1.299	12.273	93.495	7.099	1.515		8.614
4.570	302			302	34.741	10.787			10.787	37.214	7.052			7.052
204					43.727					7.073				
200					10.000					3.000				
421					2.540					6.300				
228	40			40	10.065	4.090	500	500	5.090	1.654	416		50	466
430					525					800		61		61
1.100					4.000	200		125	325	400	50			50
2.174					97.650		2.000	2.816	4.816	11.465		686		686
25.869	1.176			1.176	65.973	2.366		92	2.458	50.178	1.353	2.672		4.025
1.440	15			15	3.428	50			50	319	15			15
1.035					848			250	250	1.069		189		180
2.394			101	101	650					1.011				
310					1.441					864				
12.063					16.504					11.028				
1.224					1.517	500			500	843	125			125
4.198					49.040					4.374				
19.707					115.163					43.919				
1.122					4.528					7.149				
747					994			192	192	1.224		221		221
18.663	1.295	298		1.593	33.445	3.995			3.995	19.767	2.884			2.884
11.359	364	1.389	172	1.922	35.735	2.900	3.632	1.052	7.584	26.677	1.050	1.375	1.572	3.997
261					1.864					252				
829		649		649	252					417				
745		27		27	250					380				
1.650					139.135					94.760				
20.451		2.226		2.226	21.211					5.968				
250					1.290	500			500	4.000		1.800		1.800
18.924	42	1.974		2.076	49.572	3.771			3.771	38.834	1.627	2.184	239	4.350
3.555	304			304	423.062	15.111	5.692	5.644	26.447	74.825	9.664	2.301		11.965
986					6.317					680				
5.078	60		119	179	10.038	500		150	650	16.092	600	1.495		2.095
48.719	3.041			3.041	96.505	28.037	242		28.279	17.004	3.624			3.624
172					800		65	60	125	450				
53					430					650				
17					315					219				
2.212					570					3.473		425		425
1.110					45.010			1.000	1.000	11.455				
2.500		44		44	4.400					2.400				

TROUPEAUX DES INDIGÈ[NES]

CERCLES	CHAMEAUX		CHEVAUX					MULETS ET AN[ÂNES]			
	Effectifs	Mortalité due à la disette	Effectifs	Mortalité due à la disette	Mortalité due à la fièvre charbonneuse	Mortalité due à la morve et à la fièvre typhoïde	Perte totale dans le cercle	Effectifs	Mortalité due à la disette	Mortalité due à la fièvre typhoïde	Mortalité due à la...
Rouffach			84					1.867			
St-Arnaud.................	19		445					510			
St-Charles			50					60			
Sefia.....................	41		1.363					2.060	203		
C. I. de Sétif............	406		2.404					3.437			
C. M. de Sétif.	30		527					2.703			
C. P. E. de Sétif.........	200		540			47	47	755		19	
Sidi-Aïche................			64				·	2.377			
Sidi-Merouan et Abdel-Malek.................			87					228			
Stora											
C. P. E. de Strasbourg....			60	16			16	50	8		
C. I. de Soukaras.........	1.460		3.866	49	8		48	4.782			
Takitount			1.300					2.482			
Tababort..			129					1.380			
C. I. de Tébessa..........	7.991	712	4.666	854			854	6.215	1.790		
C. M. de Tébessa.........	72		416					332			
Zeraïa			5					21			
Zerizer...................			1.225					1.048			
Totaux..	45.227	3.087	57.682	2.412	11	47	2.470	106.351	4.391	19	

PARTEMENT DE CONSTANTINE (1880) (Suite)

BŒUFS					MOUTONS					CHÈVRES				
Effectifs	Mortalité due à la disette	Mortalité due à la fièvre aphtheuse	Mortalité due aux affections charbonneuses	Perte totale dans le cercle	Effectifs	Mortalité due à la disette et à la cachexie	Mortalité due à la clavelée	Mortalité due à la gale et aux poux	Perte totale dans le cercle	Effectifs	Mortalité due à la disette	Mortalité due à la gale et aux poux	Mortalité due au Bou-frida (1)	Perte totale dans le cercle
.013	803			803	9.828	3.546	80		3.626	2.139	726		8	734
284					3.125	1.600	122		1.722	1.434	175	10		183
500		90	60	150	3.000					3.500				
992	9.468			9.468	46.285	30.784			30.784	12.520	9.729	4.766		14.495
054	20			20	45.483	2.600			2.600	27.067	1.420			1.420
937					81.203	2.000	2.965	1.000	5.965	12.658				
750		441		441	12.700		525		525	1.050				
448					6.664					8.897				
160					2.550					450				
211					1.454	50			50	1.415	50			50
380					1.755			760	766	1.510			355	355
524	216		53	269	107.214	3.446	654	2.681	6.478	42.251	1.560	746		2.306
760					59.056					31.742				
997			389	389	29.538					62.737				
250	441			441	255.494	134.360			134.360	106.497	37.358			37.358
141	42			42	4.074					1.713				
238					1.094					746				
849		4.007		4.007	37.083					7.445				
.863	22.445	10.961	920	34.296	2.322.782	466.882	17.745	18.269	502.896	1.081.082	104.618	23.482	2.726	135.826

TROUPEAUX DES INDIGÈ[NES]

TABLEAU N° 3.

CERCLES	CHAMEAUX		CHEVAUX					MULETS ET AN[ES]			
	Effectifs	Mortalité due à la disette	Effectifs	Mortalité due à la disette	Mortalité due à la fièvre charbonneuse	Mort[alité] due à la morve et à la fièvre typhoïde	Perte totale dans le cercle	Effectifs	Mortalité due à la disette	Mortalité due à la fièvre typhoïde	Mortalité due à la ...
C. P. E. d'Aïn Cheurfa....			214					507			
C. P. E. d'Aïn el Arba....			4					110			
C. P. E. d'Aïn-Témouchent	614	428	1.570	228			822	2.834	369		
C. I. d'Aflou............	13.437		1.274	53			53	1.793	278		
C. P. E. de Bel-Abbès....			26					52			
C. M. de Bou-Kanétis....	40		297					1.039			
C. P. E. de Bou-Tlétis....	20		80					178			
C. M. de Cacherou......	127		1.373	190			190	3.137	153		
C. I. de Daya..........	1.096		580					1.779			
C. M. de Frendah......	222	27	1.472			92	92	2.282		123	43
C. M. de Géryville......	23.368		823					2.767			
C. M. de Lalla-Marnia...	722	44	390	4			4	2.374	40		
C. M. de Lamoricière.....	60	10	549	1		30	34	1.294	61		
La Sénia................	5		4					25			
C. I. de Mascara........	4.424	25	599					1.047			
C. M. de Mascara.......	40	2	2.346	497			497	2.003	494		
C. P. E. de Mascara.....			112					245			
C. M. de Mekerra.......	55	13	1.037	228			228	2.066	488		
C. P. E. de Misserghin....	10		43					60			
C. M. de Nédroma.......	49	2	302	10		2	12	1.602	90		2
C. P. E. de Nemours.....			6					72			
Remchi	340		3.640					3.584			
C. M. de Saïda..........	272		1.381	7		33	49	2.205	5		4
C. P. E. de Saint-Leu ...			378					491			
C. M. de Saint-Lucien....	278		1.670					3.187	22		
C. I. de Sebdou.........	4.408	347	644					1.816			
C. P. E. de Souf-el-Tell..	51	24	49	44			44	144	35		
C. I. de Tiaret..........	13.666	556	1.600			264	264	2.922		53	26
C. P. E. de Tlemcen......											
C. I. de Yacoubia.......	3.335		722					2.665			
C. M. de Zemmora.......			2.620	83		3	3	7.903	283		7
TOTAUX..........	66.309	4.445	26.002	1.015		424	1.439	52.404	2.048	476	55

ÉPARTEMENT D'ORAN (1880)

BŒUFS					MOUTONS					CHÈVRES				
Effectifs	Mortalité due à la disette	Mortalité due à la fièvre aphtheuse	Mortalité due aux affections charbonneuses	Perte totale dans le cercle	Effectifs	Mortalité due à la disette et à la cachexie	Mortalité due à la clavelée	Mortalité due à la gale et aux poux	Perte totale dans le cercle	Effectifs	Mortalité due à la disette	Mortalité due à la gale et aux poux	Mortalité due au Bou-frida (1)	Perte totale dans le cercle
.250					3.600					5.000		1.660		1.660
200			10	10	400					50				
.099	3.494			3.494	33.249	6.814			6.814	9.361	2.842			2.842
.567	4.636			1.636	462.973	107.555			107.555	48.819	11.976			11.976
84					725					629			176	176
.614					44.234	1.438	99		1.537	10.582		257	394	654
684			60	60	3.472					2.773		4.750		4.750
.304	4.260			4.260	79.908	13.830			13.830	77.619	8.326			8.326
.372	4.092			4.092	36.098	8.029			8.029	22.477				
.278	814		145	959	89.674	8.813			8.813	45.030	5.699			5.699
.106					248.660	29.293			29.293	43.673	10.079			10.079
.227	129			129	34.396	4.265			4.265	37.455	881			881
.360	4.302			4.302	47.056	3.266		334	3.600	45.967	2.573	1.217		3.790
20										6				
.786	43			43	83.711	19.970			19.970	44.053	4.540		45	4.555
.437	3.423			3.423	89.414	15.220			15.220	53.415	10.434			10.434
435			57	57	1.535					694				
.461	4.097			4.097	29.969	8.578			8.578	29.976	6.884			6.884
480			68	68	940					1.032		537		537
.042	570		39	609	43.510	3.946		65	4.011	37.408	5.406	216		5.622
95					80			8	8	410		60		60
.688			4.025	4.025	54.034	4.822			4.822	28.298		316		316
.019	4.904			4.904	75.732	11.966			11.966	44.598	344	4.378		4.749
.582					4.066					2.562		445		445
.494	970			970	35.093	3.947	3.785	411	7.873	21.627	454	5.368		5.522
.845	356			356	63.780	21.708	321	4.412	23.441	23.595	3.596	641		4.237
950	149			149	2.302	232			232	898		156		156
.300	555		398	953	284.230	30.124	11.510	7.255	48.889	24.324	950	543	4.096	2.559
					80									
.742					110.414	15.780			15.780	22.490	4.730	1.415		3.445
.119	2.663			2.663	74.000	15.687	55	253	15.995	38.238	4.411			4.411
.610	21.445		1.802	22.947	1.613.594	304.315	15.770	9.468	329.553	656.439	71.480	18.443	4.681	91.604

TABLEAU Nº 4.

CERCLES	CHAMEAUX Effectifs	CHAMEAUX Mortalité due à la disette	CHEVAUX Effectifs	CHEVAUX Mortalité due à la disette	CHEVAUX Mortalité due à la fièvre charbonneuse	CHEVAUX Mortalité due à la morve et à la fièvre typhoïde	CHEVAUX Perte totale dans le cercle	MULETS ET ANES Effectifs	MULETS Mortalité due à la disette	MULETS Mortalité due à la fièvre typhoïde	MULETS Mortalité due à la morve et au farcin	Perte totale
Adélia			43					46				
Aïn Bessem (C. M.)			76					54				
Aïn Mérou			55	8			8	18				
Aïn Sultan			80					35				
Aïn Taya			120			6	6	125				
Alger			998			41	41	319			16	
Alma			108					55				
Ameur el Aïn			288					143				
Attatba			309					128				
Aumale			121					114				
Azeffoun			14					15				
Baba Hassen			40					49				
Ben Chicao			25					20				
Beni Mansour			5					5				
Beni Mered			61			1	1	56				
Berrouaghia (C. M.)			48					45				
Berrouaghia (C. P. E)			52					64				
Birkadem			142					126				
Birmandreis			37					138				
Bir Rabalou			123					142				
Birtouta			140					42				
Blad Guitoun			132			7	7	36				
Boghar (C. I.)			45					22				
Boghar (C. P. E.)			26					34				
Boghari (C. M.)			3					5				
Boghari (C. P. E.)			50					20				
Bois Sacré			40					142				
Bordj Bouira			99					199				
Bordj Menaïel			142					74				
Boufarik			527	4		18	22	254			8	
Bou Medfa			40					16				
Bou Saâda			4					4				
Castiglione			38					73				
Chebli			275					200				
Chéragas			250					230			1	
Crescia			14					7				
Dellys (C. M.)			20					8				
Dellys (C. P. E.)			80					97				
Dély Ibraïm			45					27				
Djelfa (C. I)			40					12				
Djelfa (C. M.)			19					51				
Djendel			53					30				
Douéra			143					90			1	
Dra-el-Mizan (C. M.)			24					68				
Dra-el-Mizan (C. P E.)			114					208				
Drariah			25					47				
Duperré			215					140				
El-Achour			18					14				
El Affroun			42					28				

ÉPARTEMENT D'ALGER (1881).

BŒUFS

Effectifs	Mortalité due à la disette	Mortalité due à la fièvre aphtheuse	Mortalité due aux affections charbonneuses	Perte totale dans le cercle
353				
392				
205	2			2
320				
598			1	1
30				
612	2			2
.475				
598				
449				
14				
229				
80				
8				
315				
62				
160				
162				
84				
179				
.057				
.195		8		8
50				
35				
81				
3				
126	28			28
.130			3	3
385		9	22	31
410				
3				
84				
.110			150	150
200				
208				
461				
.147				
450				
20				
100				
400				
.075			2	2
150	21			21
915				
200				
.450				
82				
359				

MOUTONS

Effectifs	Mortalité due à la disette et à la cachexie	Mortalité due à la clavelée	Mortalité due à la gale et aux poux	Perte totale dans le cercle
171		3		3
1.354				
5				
380				
406			6	6
18				
336				
1.265				
1.002				
2.814				
6				
100				
7				
525				
1.100				
687				
189				
20				
537				
1.050			43	43
801			200	200
700				
410				
352				
100				
2.949	218			218
300				
3.906		28		28
150				
40				
20				
700				
3.000				
440				
146				
875				
420				
500				
2.015				
681				
1.312				
859		100	35	135
3.100				
1.350			10	10
1.475				
8				
800				

CHÈVRES

Effectifs	Mortalité due à la disette	Mortalité due à la gale et aux poux	Mortalité due au Bou-friha (1)	Perte totale dans le cercle
300				
256				
65				
158				
360				
1.069				
494				
652				
325				
182				
29				
132				
32				
5				
94				
98				
192				
132				
82				
49				
42				
135				
100				
55				
78				
40				
1.157	120			120
89				
378			4	4
160				
16				
82				
200				
400				
160				
38				
174				
450				
175				
300				
96				
821				
155				
780				
70				
150				
40				
425				

TROUPEAUX DES EUROPÉEN[S]

CERCLES	CHAMEAUX		CHEVAUX					MULETS ET ANES				
	Effectifs	Mortalité due à la disette	Effectifs	Mortalité due à la disette	Mortalité due à la fièvre charbonneuse	Mortalité due à la morve et à la fièvre typhoïde	Perte totale dans le cercle	Effectifs	Mortalité due à la disette	Mortalité due à la fièvre typhoïde	Mortalité due à la morve et au farcin	Perte totale
El Biar			138					243				
Fondouck			280					450				
Fort National (C. M.)			5					9				
Fort National (C. P. E.)			7					28				
Gouraya			24					37				
Guyotville			53	3		1	4	55				
Hammam-Rhira			30					40				
Hussein-Dey			45					190				
Issers			40					9				
Isserville			83					36				
Koléah			176					171				
Kouba			39					190				
Laghouat			7	1			1	2	1			
Lavarande			34	1			1	23				
Mahelma			39					53				
Maison-Carrée			99			40	40	143				
Malakoff			115	2			2	36	5			
Marengo			95					26				
Médéah			148					291				
Miliana			65					160				
Montenotte			36					40				
Mouzaïaville			25					320				
Mustapha			740			34	34	210			8	
Orléansville			177					146				
Oued el Aleug			229					273				
Oued Fodda			57			12	12	25			8	
Palestro			103					35				
Rassauta			244			5	5	266		7		
Réghaïa			58					36				
Rivet			64					36				
Rouiba			208			1	1	77				
Rovigo			95					80				
St-Cyprien des Attals			39					45				
St-Eugène			23			1	1	142				
St-Pierre St-Paul			18					8				
Somma			69					26				
Tablat			47					7				
Ténès (C. M.)			41					32				
Ténès (C. P. E.)			52					384				
Teniet-el-Haad (C. M.)			43					10				
Teniet-el-Haad (C. P. E.)			230					345				
Tizi-Ouzou			112					233				
Vesoul Benian			34					50				
TOTAUX			9.982	19		167	186	8.973	6	7	42	

ÉPARTEMENT D'ALGER (1881) (SUITE)

BŒUFS

Effectifs	Mortalité due à la disette	Mortalité due à la fièvre aphtheuse	Mortalité due aux affections charbonneuses	Perte totale dans le cercle
120				
1.200				
61				
56				
60				
189				
148				
850				
596				
411				
32				
358	31			31
284	1		5	6
854				
780			21	21
413	21			21
1.350				
1.462				
40				
602				
3.300				
124				
1.017				
2.925		32		32
430	35			35
981			23	23
1.025				
1.190				
422				
766				
650				
290				
400				
170		58		58
260				
1				
266				
990				
113				
1.039		95		95
315		106		406
452				
45.403	141	308	227	676

MOUTONS

Effectifs	Mortalité due à la disette et à la cachexie	Mortalité due à la clavelée	Mortalité due à la gale et aux poux	Perte totale dans le cercle
200				
2.460				
8				
40				
60				
250				
25				
224				
416				
121				
572				
910	240			240
139	10			10
552				
300				
695		32		32
2.050				
1.317				
30				
600				
6.000				
70				
7.600				
2.508		149		119
376	48			48
442				
314				
1.800		15		15
164	6		5	11
348				
800			9	9
400				
250				
90				
247				
4				
129				
670				
223				
20.084				
200				
111				
91.646	504	309	294	1.157

CHÈVRES

Effectifs	Mortalité due à la disette	Mortalité due à la gale et aux poux	Mortalité due au Beau-frika (1)	Perte totale dans le cercle
210				
300				
7				
25				
75				
50				
48				
28				
71				
15				
243			10	10
195	18			18
80				
863				
66				
97	9			9
400				
549				
250				
32				
5.000				
320				
304				
464				
221	15			15
247				
87				
525				
56	1			1
448				
480				
210				
230				
108				
40				
6				
13				
7.230				
56				
2.910				
25				
307				
33.330	163		14	177

TROUPEAUX DES EUROPÉE[...]

TABLEAU Nº 5.

CERCLES	CHAMEAUX		CHEVAUX					MULETS ET ANES			
	Effectifs	Mortalité due à la disette	Effectifs	Mortalité due à la disette	Mortalité due à la fièvre charbonneuse	Mortalité due à la morve et à la fièvre typhoïde	Perte totale dans le cercle	Effectifs	Mortalité due à la disette	Mortalité due à la fièvre typhoïde	Mortalité due à la morve et au farcin
Aïn Abessa			125					135			
Aïn Beïda			80					120			
Aïn M'Lila			108					51			
Aïn Mokra (C. M.)			24					30			
Aïn Mokra (C. P. E.)			74					34			
Aïn Roua			32					22			
Aïn Smara			30					49			
Aïn Tagrout			52					18			
Aïn Tinn			30					18			
Akbou (C. M.)			34					47			
Batna (C. M.)			50					21			
Batna (C. P. E.)			228					157			
Biskra (C. I.)			69					27			
Bizot			60					55			
Bône			310			5	5	330		1	
Bougie			105					103			
Bouhira			70					158			
Bordj-Bou-Arréridj (C. M.)			138					159			
Bordj-B.-Arréridj (C.P.E)			200					400			
Bugeaud			40					30	2		
Châteaudun			140					51			
Clauzel			30					19			
Collo (C. M.)			11					23			
Collo (C. P. E.)			74					48			
Condé Smendou			17					42			
Constantine			160					198			
Djidjelli			14					18			
Duquesne			34					29			
Duvivier			57					27			
Duzerville			180					42			
El Arrouch (C. M.)			4					2			
El Arrouch (C. P. E.)			160					65			
El Kantour			32			3	3	40			1
El Kseur			62					36			
El Ouricia			69					85			
Eulmas (C. M.)			25					33			
Fedj M'Zala			40					2			
Fenaïa			13					9			
Gastonville			102					13			
Gastu			25					5			
Guelaat ben Sba								2			
Guelma (C. M.)			5					2			
Guelma (C. P. E.)			198					206			
Guergour			1					4			
Guettar el Aïech			73					37			
Hamma			15					70			
Héliopolis			40					16			
Jemmapes (C. M.)			106					34			
Jemmapes (C. P. E.)			166					114			

ÉPARTEMENT DE CONSTANTINE (1881)

BŒUFS

Effectifs	Mortalité due à la disette	Mortalité due à la fièvre aphtheuse	Mortalité due aux affections charbonneuses	Perte totale dans le cercle
180				
450				
316				
300				
129				
65				
43				
5				
80				
68				
184				
700				
1.000				
270				
3.000	3			3
210				
280				
249				
150				
200	25			25
245				
200	2			2
85				
608				
100				
580				
95				
106				
264				
225				
77				
1.040				
440				
240				
430				
50				
30				
135				
459				
280				
17				
35				
2.049				
474				
10				
360				
452				
1.050				

MOUTONS

Effectifs	Mortalité due à la disette et à la cachexie	Mortalité due à la clavelée	Mortalité due à la gale et aux poux	Perte totale dans le cercle
2.000				
700				
2.030				
200				
60				
450				
502				
500				
250				
450				
348				
3.000				
316				
220				
1.400	5	15	20	40
270				
950				
2.552	670	25		695
6.000				
500				
7.500				
200	15			15
365				
300				
1.400			60	60
50				
390				
117				
200				
25				
1.400				
800		60	4	64
400		40		40
480				
1.250		2		2
49				
68				
400				
5				
54				
1.334				
834				
23				
454				
547				

CHÈVRES

Effectifs	Mortalité due à la disette	Mortalité due à la gale et aux poux	Mortalité due au Bou-thila (1)	Perte totale dans le cercle
290				
200				
214				
100				
92				
24				
25				
97				
50				
42				
16				
330				
328				
90				
1.500				
234				
50				
655				
600				
100		5		5
122				
300	13			13
45				
935				
50				
392				
105				
248				
150				
108				
50				
280				
105		11		11
150				
30				
60				
3				
372				
130				
1.012				
29				
25				
92				
183				
629				

TROUPEAUX DES EUROPÉEN[...]

CERCLES	CHAMEAUX		CHEVAUX					MULETS ET ANES			
	Effectifs	Mortalité due à la disette	Effectifs	Mortalité due à la disette	Mortalité due à la fièvre charbonneuse	Mortalité due à la morve et à la fièvre typhoïde	Perte totale dans le cercle	Effectifs	Mortalité due à la disette	Mortalité due à la fièvre typhoïde	Mortalité due à la morve et au farcin
Khenchela			45					56			
La Calle (C. I.)			7					2			
La Calle (C. P. E.)			190			15	15	22			
Lambessa			450					300			
Meskiana			22					24			
Millesimo			42					16			
Mondovi			112					49			
M'sila			2					3			
Nechmeya			39					9			
Oued Amizour			60					47			
Oued Atménia			156					237			
Oued Marsa			15					38			
Oued Rhamoun			74					72			
Oued Séguin			30					15			
Oued Zénati (C. M)			10					20			
Oued Zénati (C. P. E.)			244					145			
Oum el Bouaghi			23					15			
Penthièvre			52					10			
Petit			25					10			
Philippeville			296					369			
Rhiras (C. M.)			308					233			
Robertville			165					32			
Rouffach			90					71			
Saint Arnaud			92					53			
Saint Charles			60					25			
Sedrata			12					7			
Sétia			129					69			
Sétif (C. M.)			72			9	9	89		5	
Sétif (C. P. E.)			240			27	27	280			
Sidi Aïche			3					4			
Sidi Méronan			30					16			
Souk Ahras			93					64			
Stora			3					6			1
Strasbourg			753	12			12	785	8		
Tababort (C. M.)			6					49			
Taher (C. M.)			68					15			
Takitount			32					47			
Tébessa			9					7			
Zeraïa			38					54			
Zerizer			430					61			
TOTAUX			7.590	12	»	59	71	6.684	40	6	2

ÉPARTEMENT DE CONSTANTINE (1881) (Suite).

BŒUFS					MOUTONS					CHÈVRES				
Effectifs	Mortalité due à la disette	Mortalité due à la fièvre aphtheuse	Mortalité due aux affections charbonneuses	Perte totale dans le cercle	Effectifs	Mortalité due à la disette et à la cachexie	Mortalité due à la clavelée	Mortalité due à la gale et aux poux	Perte totale dans le cercle	Effectifs	Mortalité due à la disette	Mortalité due à la gale et aux poux	Mortalité due au Bou-frida (1)	Perte totale dans le cercle
320		1		1	800					150				
5					4					2				
250			26	26	»					167				
95					6.000					3.000				
24					11					16				
495		55		55	51					53				
620					281					122				
»					»					2				
211					63	4			4	138				
150					890					90				
700					6.500					103				
32					58					45				
57					731					87				
150					3.000					6				
50					150					35				
599	80			80	842	340		75	415	460	120			120
35	2			2	250	60			60	27				
540					50					180	11	16		27
73					10					163				
2.030					1.337					1.240				
509					4.300					2.500				
487					»					65		15		15
660					2.590					418				
164					187					63				
1.000					200					30				
15					150					21				
1.017					724					167				
91					1.010					40				
820					3.000		65		65	255				
2					5					15				
69					256					88				
907					61					71				
»					»					20				
2.080					2.040			2	2	1.350		320		320
38					150					23				
220					310					5				
47					147					19				
500					2.600					10				
120					1.231					240				
350					300					65				
33.177	112	56	26	194	80.098	1.094	177	161	1.432	22.080	144	367	»	511

TABLEAU N° 6.

CERCLES	CHAMEAUX		CHEVAUX					MULETS ET ANES			
	Effectifs	Mortalité due à la disette	Effectifs	Mortalité due à la disette	Mortalité due à la fièvre charbonneuse	Mortalité due à la morve et à la fièvre typhoïde	Perte totale dans le cercle	Effectifs	Mortalité due à la disette	Mortalité due à la fièvre typhoïde	Mortalité due à la morve et au farcin
Aboukir			188					219			
Aïn bou Dinar			24					7			
Aïn el Arba			118					125			
Aïn el Turck			48					85			
Aïn Farès			36								
Aïn Mouissy			70					23			
Aïn Tédélés			51					114			
Aïn Témouchent (C. M.)			133	10		2	12	100	2		4
Aïn Témouchent (C. P. E.)			270					401			
Ammi Moussa			49					38			
Arcole			65					81			
Arzew			88		6		6	49			3
Assi Ameur			51	6			6	12			
Assi ben Okba			68					60			
Assi bou Nif			70	10			10	45	9		
Bel Abbès			690			14	14	660			
Blad Touaria			65					1			
Bouguiras			93					26			
Bou Kanéfis			252					384			
Bou Sfer			70					197			
Bou Tlélis			66					94			
Cacherou			16					17			
Cassaigne			139					142			
Daya			28	5			5	53	5	5	
Fekan			46					53			
Fleurus			80					83			
Franchetti			25	5			5	16	2		
Frendah			40					8			
Froha			37					18			
Géryville			12					8			
Hennaya			30					35			
Inkermann et ses sections			123					70			
Kléber			42					30			
Lamoricière			66					128			
La Sénia			»					13			
La Stidia			61			3	3	89			3
L'Hillil			114			2	2	22			
Lourmel			92					73			
Mangin			18					18			
Maoussa			59					25			
Marnia			28	9			9	28	3		
Mascara (C. M.)			341	5			5	187	2		
Mascara (C. P. E.)			330					373			
Matemore			25					19			
Mazagran			70					19			
Mekerra			326			16	16	352			3
Mers el Kébir			150					37			
Misserghin			90					55			
Mokta Douz			160					240			

DÉPARTEMENT D'ORAN (1881).

BŒUFS					MOUTONS					CHÈVRES				
Effectifs	Mortalité due à la disette	Mortalité due à la fièvre aphtheuse	Mortalité due aux affections charbonneuses	Perte totale dans le cercle	Effectifs	Mortalité due à la disette et à la cachexie	Mortalité due à la clavelée	Mortalité due à la gale et aux poux	Perte totale dans le cercle	Effectifs	Mortalité due à la disette	Mortalité due à la gale et aux poux	Mortalité due au Bou-frida (1)	Perte totale dans le cercle
836					1.210					259				
83					20					15				
117					117					87				
43					603					580				
14					60					15				
272					64					54				
408					697					900				
307	12		4	16	492	5			5	187				
3.100					3.410					453				
69					210					35				
197					162					790				
145	15			15	210		20		20	678				
92	8			8	268	20			20	240	4			4
80					360					640				
300	35			35	305	84			84	392	32			32
460	10			10	600			100	100	990				
187					328					65				
285					530					80				
295					1.230					280				
208					199					1.078				
152					497					522				
108					»					26				
524					433					224				
10	1			1	100					39				
128					185					124				
67					250					240				
30					130	5			5	70				
30					250					33				
402					270					50				
208					405					150				
271	97		18	115	450	125			125	300	70			70
606					900					120				
226					280					566				
520					580					222				
8					48					57				
266					409					320				
164			4	4	713					50				
207					1.067					309				
86					225					114				
70					64					66				
243	137			137	1.170	108			108	130	70			70
528					2.127	5	30		35	532				
1.512					5.050					290				
59					18					27				
400					437					223				
546	110			110	353	4			4	465				
4					20					317				
120					110					250				
1.230					1.420					70				

TROUPEAUX DES EUROPÉENS

CERCLES	CHAMEAUX		CHEVAUX					MULETS ET ANE			
	Effectifs	Mortalité due à la disette	Effectifs	Mortalité due à la disette	Mortalité due à la fièvre charbonneuse	Mortalité due à la morve et à la fièvre typhoïde	Perte totale dans le cercle	Effectifs	Mortalité due à la disette	Mortalité due à la fièvre typhoïde	Mortalité due à la morve et au farcin
Mostaganem			102					207			
Nédroma			284					175			
Nemours			40					40			
Oran			420			86	86	219		21	3
Oued-Taria			21					15			
Palikao			94					26			
Pélissier			27					26			
Perrégaux			316					324			
Pont-du-Chélif			44					4			
Relizane			300					200			
Remchi			44					11			
Rivoli			62					33			
Saïda			101					124			
Saïda-Charrier			8					14		3	
Saïda-Ouzert			67			1	1	43		3	
Saint-Cloud			255					378			
St-Denis-du-Sig (C. M.)			47					39			
St-Denis-du-Sig (C. P. E)			250					425			
Ste-Barbe-du-Tlélat			103					64			
Saint-Leu			133			24	24	138		11	8
Saint-Louis			204			3	3	127		3	
Saint-Lucien			271	31			31	147	33		
Sebdou			25					49		2	
Sidi Brahim			180			4	4	124	8		
Sidi Chami			152					144			
Sidi Lhassen			174					87			
Sourk-el-Mitou			42					29			
Tamzourah			125			2	2	71			
Tessalah			216					434			
Thiersville			100					20			
Tiaret (C. M.)			25					59			
Tiaret (C. P. E.)			72					8			
Tizi			32					24			
Tlemcen			174					266			
Tounin			26					5			
Trembles			75					27			
Valmy			69	11			11	58	5		
Yacoubia			46					37			
Zemmorah			92					81			
Totaux			9.568	92		163	255	9.191	69	51	21

DÉPARTEMENT D'ORAN (1881) (Suite)

BŒUFS

Effectifs	Mortalité due à la disette	Mortalité due à la fièvre aphtheuse	Mortalité due aux affections charbonneuses	Perte totale dans le cercle
420				
368				
137				
280		2		2
35				
20				
213				
2.609				
270				
4.000				
546				
290				
365				
4				
172				
528				
29				
248		10		10
254				
215	62		6	68
776				
105	9			9
21				
50	8			8
230				
63				
230				
375				
864				
40				
128		46		46
832				
50	5			5
793				
135				
288				
53	29			29
23				
214				
28.283	538	58	32	628

MOUTONS

Effectifs	Mortalité due à la disette et à la cachexie	Mortalité due à la clavelée	Mortalité due à la gale et aux poux	Perte totale dans le cercle
520				
946				
224				
1.190				
400				
424				
450				
6.451				
245				
8.000				
85				
320				
324				
22				
1.338		10		10
1.235				
37				
850				
468				
1.334	289			289
780				
945	295			295
7				
380				
870				
454				
50				
1.470				
324				
300		30		30
160			15	15
1.076				
1.000	27			27
280				
53				
1.929				
1.578	198			198
364				
127				
64.539	1.465	90	115	1.370

CHÈVRES

Effectifs	Mortalité due à la disette	Mortalité due à la gale et aux poux	Mortalité due au Bou-frida (1)	Perte totale dans le cercle
700				
712				
54				
202				
40				
196				
10				
424				
50				
150				
4				
240				
416				
44				
203				
1.808				
33				
285				
272				
563	86			86
800				
57	2			2
67				
200				
263				
304				
420				
43				
108				
100				
51				
73				
40				
401				
49				
1.660				
85	5			5
50				
176				
25.733	269			260

RÉCAPITULATION DE LA PRODUCTIO[N]

ET DES MORTALITÉS CAUSÉ[ES]

	CHAMEAUX		CHEVAUX					MULETS ET ANES			
	Effectifs	Mortalité due à la disette	Effectifs	Mortalité due à la disette	Mortalité due à la fièvre charbonneuse	Mortalité due à la morve et à la fièvre typhoïde	Total des pertes	Effectifs	Mortalité due à la disette	Mortalité due à la fièvre typhoïde	Mortalité due à la morve et au farcin
DÉPARTEMENT D'ALGER											
Troupeaux des Européens.	»	»	9.982	19	»	167	486	8.970	6	7	42
Troupeaux des Indigènes..	85.325	7.601	23.317	734	»	214	948	74.671	3.035	227	851
Totaux........	85.325	7.601	33.299	753	»	381	1.434	83.641	3.044	234	893
DÉP. DE CONSTANTINE											
Troupeaux des Européens.	»	»	7.590	12	»	59	71	6.681	10	6	2
Troupeaux des Indigènes..	45.227	3.087	57.682	2.412	11	47	2.470	106.351	4.391	19	48
Totaux........	45.227	3.087	65.272	2.424	11	106	2.541	113.032	4.401	25	50
DÉPARTEMENT D'ORAN											
Troupeaux des Européens.	»	»	9.568	92	»	163	255	9.191	69	51	21
Troupeaux des Indigènes..	66.309	1.145	26.002	1.015	»	424	1.439	52.404	2.018	476	551
Totaux........	66.309	1.145	35.570	1 107	»	587	1.694	61.595	2.087	227	572
Totaux pour toute l'Algérie............	196.861	11.833	134.141	4.284	11	1.074	5.369	258.268	9.520	486	1.515

Population animale de la France : Chevaux, 2,826,002 ; Mulets, 297,466 ; Anes, 402,

NIMALE DE TOUTE L'ALGÉRIE

R LES ÉPIZOOTIES

BŒUFS					MOUTONS					CHEVRES				
Effectifs	Mortalité due à la disette	Mortalité due à la fièvre aphtheuse	Mortalité due aux affections charbonneuses	Total des pertes	Effectifs	Mortalité due à la disette et à la cachexie	Mortalité due à la clavelée	Mortalité due à la gale et aux poux	Total des pertes	Effectifs	Mortalité due à la disette	Mortalité due à la gale et aux poux	Mortalité due au Bou-frila	Total des pertes
…403	144	308	227	676	94.646	554	309	294	1.157	33.330	163	»	14	177
…218	8.738	270	826	9.834	1.765.245	268.826	11.303	29.194	309.323	867.172	58.692	21.321	11.859	91.872
…621	8.879	578	1.053	10.510	1.856.891	269.380	11.612	29.488	310.480	900.502	58.855	21.321	11.873	92.049
…177	112	56	26	194	80.098	1.094	177	161	1.432	22.080	144	367	»	511
…363	22.445	10.961	920	34.296	2 322.782	466.882	17.745	18.269	502.896	1.081.982	104.618	28.482	2.726	135.826
…040	22.527	11.017	946	34.490	2.402.880	467.976	17.922	18.436	504.328	1.104.052	104.752	28.849	2.726	136.337
…283	538	58	32	628	64.539	1.465	99	415	1.370	25.733	269	»	»	269
…610	21.145	»	1.802	22.947	1.613.594	394.315	15.770	9.468	529.553	656.459	71.480	18.443	1.631	91.604
…893	21.633	58	1.834	23.575	1.678.133	395.480	15.830	9.583	330.923	682.492	71.749	18.443	1.681	91.873
…554	53.089	11.633	3.833	68.575	5.937.904	1.042.836	45.394	57.394	1.445.731	2.686.730	235.366	68.613	16.280	320.259

œufs, 11,721,459 ; Moutons, 25.035,114 ; Chèvres, 1.704,837.

VALEUR APPROXIMATIVE DES ANIMAUX DE L'ALGÉRIE

	CHAMEAUX		CHEVAUX		MULETS ET ANES		BŒUFS		MOUTONS		CHÈVRES	
	Prix moyen : 300 fr.		Prix moyen : 250 fr.		Prix moyen : 60 fr.		Prix moyen : 80 fr.		Prix moyen : 6 fr.		Prix moyen : 3 fr.	
	Effectifs	Valeur	Effectifs	Valeur	Effectifs	Valeur	Effectifs	Valeur	Effectifs	Valeur	Effectifs	Valeur
TROUPEAUX DES EUROPÉENS												
Département d'Alger............	»	»	9.982	2.495.500	8.970	538 200	45.403	3.632.240	94.646	549.876	33 330	99.990
— de Constantine......	»	»	7.590	1.897.500	6.684	400.860	33.177	2.654.160	80.098	480.588	22.080	66.240
— d'Oran............	»	»	9.568	2.392.000	9.494	554.460	28.283	2.262.640	64.539	387.234	25.733	77.499
Totaux........	»	»	27.140	6.785.000	24.842	4.490.520	105.863	8.549.040	236.283	1.447.698	84.143	243.429
TROUPEAUX DES INDIGÈNES												
Département d'Alger....	85.325	25.597.500	23.317	5.829.250	74.674	4.480.260	200 218	16.017.440	1.765.245	40.591.470	867.172	2.601.516
— de Constantine......	45.227	13.568.100	57.682	14.420.500	106.351	6.381.060	397.863	31.829.040	2.322.782	43.936.692	1.081.982	3 245.946
— d'Oran............	66.309	19.892.700	26 002	6.500.500	52.404	3.444 240	186 640	14 928 800	1.613.594	9.684.564	656.459	1.969.377
Totaux........	196.861	59.058.300	107.001	26.750.250	233.426	14.005.560	784.694	62.775.230	5.701.621	34.209.726	2.605.613	7.816.839
Totaux pour toute l'Algérie	196 861	59.058.300	134.144	33.535.250	258.268	45.496.080	894.554	74.324.320	5.937.904	35.627.424	2.636.756	8.060.268

Valeur totale des animaux de l'Algérie..... { Aux Européens.... 48.485.687 fr. } { Aux Indigènes..... 204.615.955 } 223.401.642 fr.

POPULATION HUMAINE ET SUPERFICIE DES TERRITOIRES DE L'ALGÉRIE

DÉPARTEMENTS	NOMBRE de Français	NOMBRE de Militaires	NOMBRE d'Israélites naturalisés	NOMBRE d'Étrangers	NOMBRE de Musulmans	NOMBRE total des Habitants	ÉTENDUE en kilomètres carrés du territoire appartenant aux Européens	ÉTENDUE en kilomètres carrés du territoire appartenant aux Indigènes	SUPERFICIE totale de l'Algérie
Alger	84.816	20.654	11.030	56.751	1.078.421	1.251.672			
Constantine.. ...	52.547	17.453	10.075	39.722	1.171.651	1.291.418	15.322kc 98	120.968kc 09	651.772kc
Oran	58.085	17.373	14.558	84.881	592.425	767.322			(545.471kc appartenant à l'État.)
Totaux	195.418	55.480	35.663	181.354	2.842.497	3.310.412			

(M. Reynard, inspecteur des forêts, dit que le Tell et les Hauts Plateaux ont ensemble une superficie de 220.000 kilomètres carrés et que l'étendue du Sahara algérien est de 150,000 kilomètres carrés).

ETENDUE DU TERRITOIRE DE L'ADMINISTRATION CIVILE

Département d'Alger.......... 28.059 k kilomètres carrés.
— de Constantine... 47.916 —
— d'Oran....... ... 29.803 —

Total...... 105.778kc ou 10.577.800 hectares.

ETENDUE DU TERRITOIRE DE L'ADMINISTRATION MILITAIRE

Département d'Alger.......... 176.225 kilomètres carrés.
— de Constantine... 200.045 —
— d'Oran.......... 169.724 —

Total ..... 545.994kc ou 54.599.400 hectares.

Superficie totale de l'Algérie : 651.772 kilomètres carrés ou 65.177.200 hectares.

COMMERCE EXTÉRIEUR DES ANIMAUX EN ALGÉRIE

	IMPORTATIONS							EXPORTATIONS					
	ANNÉES							ANNÉES					
	1878	1879	1880	1881	1882	1883		1878	1879	1880	1881	1882	1883
Chevaux	822	949	1.102	1.128	411	426	Chevaux	2.019	3.769	2.893	6.931	1.882	1.343
Mulets et ânes	2.095	3.861	4.673	2.877	4.212	1.790	Mulets et ânes	1.112	938	1.587	5.946	1.585	2.669
Bœufs	13.081	9.392	14.284	19.992	714	165	Bœufs	52.628	53.569	20.735	28.367	31.467	21.841
Moutons (1)	38.260	22.658	38.254	32.691	960	71	Moutons	733.742	744.647	470.404	474.576	546.938	583.404

(1) La diminution qui a frappé les arrivages des moutons en 1882 et en 1883 s'est produite dans la principalité de Bône (note de l'Administration des Douanes).

ALGER. — IMPRIMERIE DE L'ASSOCIATION OUVRIÈRE P. FONTANA ET Cie.

www.ingramcontent.com/pod-product-compliance
Ingram Content Group UK Ltd.
Pitfield, Milton Keynes, MK11 3LW, UK
UKHW021627170726
13836UKWH00005B/2084